Abschieds- und Sterbekultur

Gestaltung der letzten Lebensphase mit und in Organisationen

Bethesda & Dialog Ethik (Hrsg.)

Abschieds- und Sterbekultur

Gestaltung der letzten Lebensphase
mit und in Organisationen

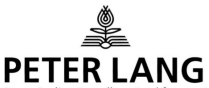

PETER LANG

Bern · Berlin · Bruxelles · Frankfurt am Main · New York · Oxford · Wien

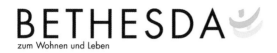
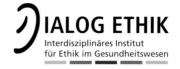

Die Hatt-Bucher-Stiftung und die Stiftung Symphasis finanzierten Erarbeitung und Publikation dieses Buches. Dafür danken wir ihnen.

Bibliografische Information Der Deutschen Nationalbibliothek

Die Deutsche Nationalbibliothek verzeichnet diese Publikation in der Deutschen Nationalbibliografie; detaillierte bibliografische Daten sind im Internet über ‹http://dnb.d-nb.de› abrufbar.

ISBN 978-3-0343-1091-8

© Peter Lang AG, Internationaler Verlag der Wissenschaften, 2012
Hochfeldstrasse 32, CH-3012 Bern, info@peterlang.com, www.peterlang.com, www.peterlang.net

Umschlagbild, Gestaltung, Satz: Ursi Anna Aeschbacher, Biel
Bilder Bethesda mit Ausnahme des Bildes auf S. 43: Susi Bleuler, Küsnacht

Printed in Germany

Inhalt

Teil 2: Abschieds- und Sterbekultur im Pflegeheim: Schwerpunkte 51

Teil 3: Entwickeln und Umsetzen einer Abschieds- und Sterbekultur: eine Anleitung 95

Bemerkungen zur Schreibweise: In diesem Buch bezeichnet der Begriff «Bethesda» die Bethesda Pflegeresidenz in Küsnacht. Es wird zudem der Einfachheit halber durchgehend der Begriff «Bewohnerin» verwendet (d. h. Männer sind mitgemeint), bei den anderen Begriffen werden sowohl die männliche als auch die weibliche Form verwendet.

«Anzustreben ist ein Sterben, das eines Menschen würdig ist,
seinem individuellen Lebensentwurf entspricht
und seinem sozialen Eingebundensein gerecht wird.»

Baumann-Hölzle et al. 2005

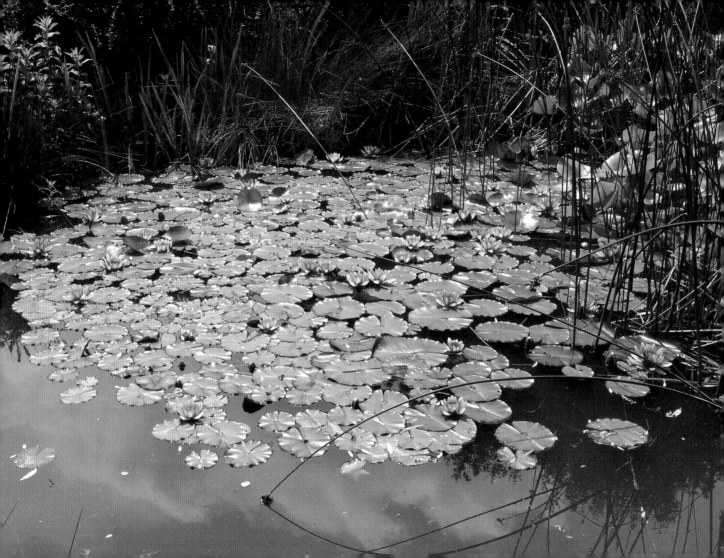

Was ist gelebte Abschieds- und Sterbekultur?

Abschiednehmen müssen ist ein Thema, das uns zeitlebens begleitet. Sprechen wir von Abschiednehmen und Sterben im Pflegeheim, so stehen dabei alte bis sehr alte Menschen im Mittelpunkt. Für sie ist dieses Thema ein Teil ihres Alltags geworden. Abschiednehmen von körperlichen und geistigen Fähigkeiten, Abschiednehmen von Familienmitgliedern, Freunden und Bekannten, Abschiednehmen vom vertrauten Zuhause. Der eigene Sterbeprozess ist dabei die letzte Phase in einem mehr oder weniger langen, mehr oder weniger bewusst gelebten Abschiedsprozess.

Mit der Gestaltung solcher Prozesse befasst sich die Abschieds- und Sterbekultur. Sie hat viele Facetten und Aspekte. Jeder Mensch und jede Situation ist verschieden – ebenso persönlich und individuell ist das Abschiednehmen und Sterben.

Wenn Menschen mit Menschen in einem Pflegeheim zusammenkommen – die einen als Bewohnerinnen, die anderen als professionelle Betreuende, die dritten als Angehörige – und konfrontiert werden mit existenziellen Situationen wie Leiden, Abhängigkeit, Endlichkeit, Sterben und Tod, dann ist das für alle Beteiligten, insbesondere auch für die Angehörigen, eine Herausforderung.

Abschied, Sterben, Tod und Trauer gehören zum Leben. Es gibt keine Mittel, sie einem betroffenen Menschen abzunehmen, aber das jeweilige Lebensumfeld kann es ihnen leichter oder schwerer machen. Eine Institution kann Abschied, Sterben, Tod und Trauer bewusst Raum geben. Sie kann eine Kultur entwickeln und leben, die Bewohnerinnen, Betreuende und Angehörige ermutigt, auf ihre je eigene Weise Abschied zu nehmen und ihre Trauer zu leben. Sie kann sich dafür einsetzen, dass die notwendigen Rahmenbedingungen und Strukturen vorhanden sind und dass Sorgfalt und Respekt den Umgang miteinander prägen.

Corinna Osman

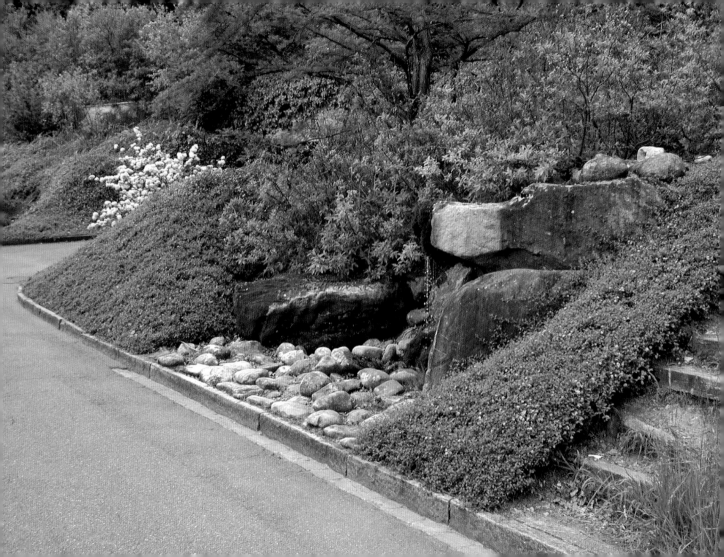

Vorwort

Mit Fragen und Problemen zum Alter und zum Tod gab es in meiner früheren Berufslaufbahn kaum Berührungspunkte. Auch im Akut-Bereich stand die Heilung, das Wiedererlangen der Gesundheit im Vordergrund. Anders im Pflege-Langzeitbereich. Hier ist die Begegnung mit dem täglichen «stillen Sterben» als unleugbarem Teil menschlichen Werdens und Vergehens allgegenwärtig. Mich beschäftigte die Machtlosigkeit der Ärzte, Pflegenden und Verwandten. Zur Tatsache des «stillen Sterben» fand ich auf Stufe Betrieb wenig handfestes oder gar «Messungen».

Wir lancierten das Projekt «Heim-Benchmarking-System» (HeBeS) mit dem Ziel, an vielen neuralgischen Punkten im Pflegealltag «stellvertretende Messungen» vorzunehmen – auch rund um die Dienstleistungen, die für Sterbende gemacht werden. Dabei sollten sich Hinweise ergeben, was noch besser getan werden könnte. HeBeS kann als internes, überbetriebliches Führungskennziffernsystem, auf Basis SOMED, verstanden werden – mit der Ausnahme: Die Wirksamkeit der Pflege, Betreuung und Begleitung im Sterben ist schwer «fassbar»!

Das Institut Dialog Ethik führt erfolgreich Ethik-Foren im Akutbereich, in der Neonatologie, auf der Intensivstation oder in anderen Klinikbereichen. Neben den vielleicht 1 000 Isoletten und 1 000 IPS-Betten in der Schweiz gibt es aber auch 88 000 Langzeit-Pflegebetten. Dort stellen sich ähnliche Fragen zu Krankheit, Sterben und Tod. Dank der Unterstützung der OPO-Stiftung konnte Frau Dr. Ruth Baumann-Hölzle mit der Theologin und Ethikerin Frau Corinna Osman im Jahr 2004 das Projekt «Abschieds- und Sterbekultur» in der Langzeitpflege an die Hand nehmen. Unterstützt hat dieses Projekt Bethesda Pflegeresidenz. In unserem Haus ist das eines der wichtigsten und komplexesten Projekte. Das Ergründen, Ausleuchten und Definieren einer Abschieds- und Sterbekultur kann nicht – wie im Ingenieurwesen – verbindlich geplant, gezeichnet, gebaut und produktiv umgesetzt werden. Es sind immer wieder die «menschlichen, allzu menschlichen» Fragen – ethische Fragen, Fragen zu Leben, Schmerz und Tod – in jedem Einzelfall neu zu lösen. Die «Kultur» des Abschieds und des Sterbens beinhaltet nicht nur das Vergehen, sondern genauso das Werden und das Sein des Menschen sowie das Zusammenleben der

Menschen miteinander. Dazu soll dieses Buch einen Beitrag leisten.

Die Pflegeresidenz in Küsnacht feiert 2012 ihr 50-jähriges Bestehen. Gerade zu diesem Anlass ist es Bethesda wichtig, unverrückbare Werte auch in Buchform festzuhalten.

Dr. Gustav Egli, dipl. Ing. Agr. ETH
Stiftungsrat Dialog Ethik
Direktor Bethesda Pflegeresidenz

Zu diesem Buch

Anlass für die vorliegende Publikation ist das Projekt «Abschieds- und Sterbekultur», das im Bethesda entwickelt wurde. Ziel des Buches ist es, Personen, die in Alters- oder Pflegeheimen tätig sind, anzuregen, sich mit dem Thema Abschieds- und Sterbekultur auseinanderzusetzen und eigene Projekte zu diesem Thema in ihrer Institution zu initiieren. Kritische Überlegungen und Hintergrundinformationen zum gesellschaftlichen Kontext, ethische Grundgedanken, Sachinformationen und schliesslich eine praxisnahe Anleitung sollen die Publikation zu einem vielfältig nutzbaren Arbeitsbuch machen.

Das Buch gliedert sich in drei Teile:

- Teil 1 führt in das Thema ein anhand von Fakten, Gedanken, Überlegungen und Beobachtungen zum Altwerden und Altsein, zu Abschied, Sterben und Tod im Kontext unserer Gesellschaft. Erläutert werden auch der kulturgeschichtliche Hintergrund einer Abschieds- und Sterbekultur sowie die damit einhergehenden ethischen Grundwerte.

- Teil 2 geht vertiefend auf Fragen und Themen ein, die sich regelmässig zur Diskussion stellen, wenn es um Abschied, Sterben und Tod in einem institutionellen Rahmen geht. Besprochen werden der Umgang mit Suizidwünschen und Suizidbeihilfe, Fragen rund um das Thema Patientenverfügung, der generelle Umgang mit schwierigen Entscheidungsfindungssituationen sowie die bewusste Gestaltung eines rituellen Rahmens, wenn jemand verstirbt.

- Teil 3 zeigt am Beispiel des Projekts «Abschieds- und Sterbekultur» im Bethesda, wie man eine Abschieds- und Sterbekultur in einer Institution aufnehmen und leben kann. Gezeigt werden die wichtigsten konzeptionellen Schritte wie auch praktische Schwierigkeiten, die dabei auftreten können. Im Anhang sind alle im Rahmen des Projekts im Bethesda entwickelten Dokumente aufgeführt.

Das Buch hat den Charakter einer Anleitung für Pflegeheime und andere Institutionen, die ihre eigene Abschieds- und Sterbekultur überdenken, intensivieren oder gar neu aufbauen wollen. Generelle Anregungen zu den einzelnen Themen sind in grau unterlegten Kästen separiert, andere Exkurse in grünen Kästen. Fallbeispiele sind kursiv gedruckt. Weiterführende Fachliteratur und sonstiges Arbeitsmaterial (Internet, Film) sind im Anhang aufgeführt.

Der Text wurde massgeblich von Corinna Osman, Leiterin des Projektes Abschieds- und Sterbekultur im Bethesda, verfasst. In den ersten Teil wurden zusätzliche Textbeiträge von Markus Christen, vom Wissenschafts-journalisten Matthias Meili und von Ruth Baumann-Hölzle integriert. Für das Fachlektorat zuständig waren Markus Christen und Diana Staudacher vom Institut Dialog Ethik; Layout und Gestaltung hat Ursi Anna Aeschbacher entworfen und umgesetzt. Von Seiten des Lang-Verlags war Simone Netthoevel für die Betreuung des Buchmanuskripts zuständig.

Folgende Personen waren Teil des Projektteams «Abschieds- und Sterbekultur» am Bethesda:

Cécile Lüthi, Pflegende, Wohnbereichsleiterin Bethesda

Max Faes, Leiter Pflege und Therapien Bethesda

You-Hee Brunner, stellvertretende Leiterin Pflege und Therapie Bethesda

Ruth Moesch, Seelsorgerin Bethesda

Vreni Kleinert, Bewohnerbüro Bethesda

Dr. Gustav Egli, Direktor Bethesda

Sigrid Hertig, Angehörige

Beatrice Schelbert, Angehörige, Freiwillige Bethesda

Dr. med. Hans Ulrich Kull, Belegarzt Bethesda

Dr. med. Mauro Dünki, Belegarzt Bethesda

Dr. med. Rainer Burn, Belegarzt Bethesda

Dr. Ruth Baumann-Hölzle, Institutsleiterin Dialog Ethik

Corinna Osman Müri, Projektleiterin Dialog Ethik

Dank

Wir danken den Stiftungen, die seit 2006 das Projekt «Abschieds- und Sterbekultur» im Haus Bethesda unterstützt haben. Dies sind:

Baginsky Stiftung
Beneficentia Stiftung
Cagliostro Stiftung
Familie Elsener (Firma Victorinox)
Georges Jenny Bloch Stiftung
Gerda Techow Stiftung
Guggenheim Stiftung
Markant Stiftung
Migros-Kulturprozent
OPO Stiftung
Otto Honegger Stiftung
Paul Schiller Stiftung
Von Tobel Stiftung

Wir danken auch den Mitgliedern des Projektteams für ihr Engagement sowie den Mitarbeiterinnen und Mitarbeitern von Bethesda für ihre Arbeit mit Kopf, Herz und Hand, ohne die das Projekt nicht möglich gewesen wäre. Unser Dank geht auch an die Künstlerinnen und Künstler der Ausstellung «Fülle des Lebens, Werden – Sein – Vergehen – Werden» im Jahre 2009 im Park und Haus von Bethesda Küsnacht: Susi Bleuler, Gerhard Catrina, Rolf Hürlimann, Michael Siegrist.

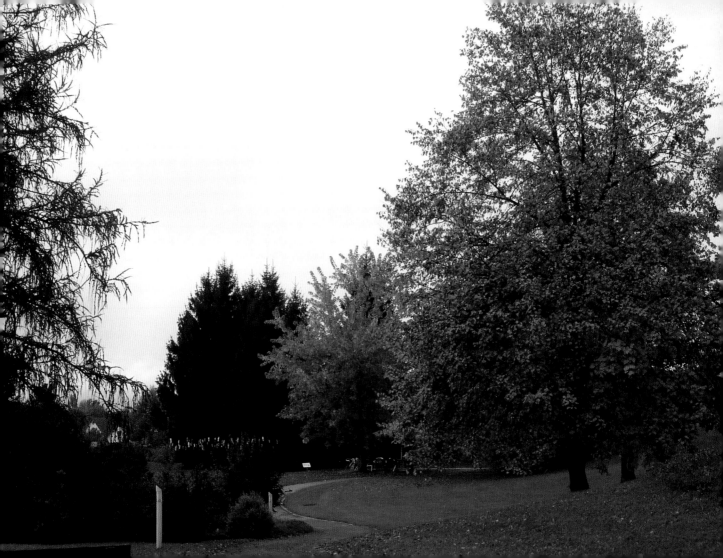

Teil 1

Abschied, Sterben und Tod: der gesellschaftliche Kontext

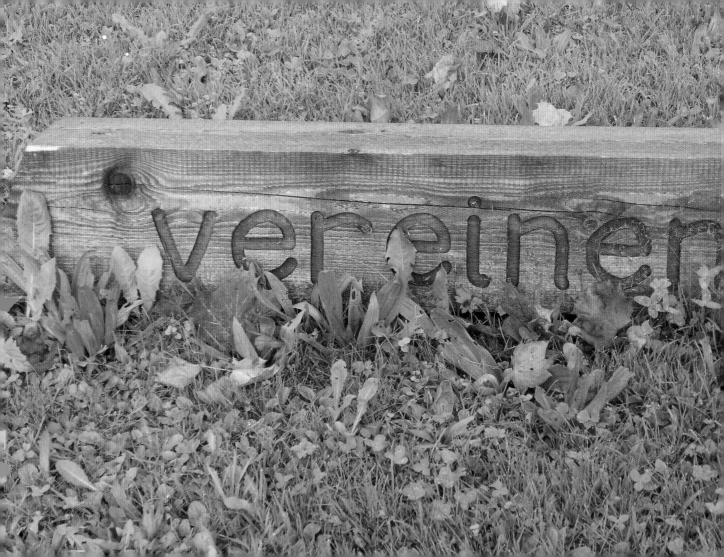

1. Sterben und Tod heute – einleitende Beobachtungen

Abschied nehmen und Trauern brauchen Zeit und Raum, Zeit ist Geld

Gemäss schweizerischem Obligationenrecht stehen einem Arbeitnehmer, der den Lebenspartner, die Lebenspartnerin oder eigene Kinder durch Tod verliert, drei freie Tage zu. Bei einem Todesfall in der engeren Familie (Eltern, Geschwister, Schwiegereltern) erlaubt das Gesetz einen freien Tag zum Zeitpunkt der Beerdigung, maximal aber zwei volle Tage inklusive Beerdigung. Und beim Todesfall einer nahe stehenden, aber nicht zur engsten Familie gehörenden Person steht einem nur die Teilnahme an der Beerdigung bzw. maximal ein Tag pro Jahr zu. Danach wird grundsätzlich erwartet, dass der Alltag weitergeht und die Hinterbliebenen «normal» weiter funktionieren. Schwarze Kleidung als Zeichen der Trauer wird in der Regel nur noch am Tag der Abdankungsfeier getragen.

Zeit ist heute Geld. Abschied nehmen und Trauern brauchen jedoch viel Raum und Zeit – eine nicht im Sinne der Leistungsgesellschaft «effizient» und «produktiv» genutzte Zeit. Sterben und Tod eines Menschen lassen die Selbstverständlichkeit und «Normalität» des Alltagslebens jedoch für nahestehende Hinterbliebene vorerst zerbrechen. Alltägliche Abläufe verlieren ihre Bedeutung, ihren Sinn. Raum und Zeit bekommen eine andere Dimension. Nicht allen gelingt es, einfach weiter zu «funktionieren». Statt wie bisher ihren Alltag dynamisch zu bewältigen, sind sie gezeichnet von Trauer, festgehalten im Schmerz des Verlustes. Statt leistungsfähig sind sie gelähmt, verlangsamt, gefangen in einer anderen Dimension. Das ist nicht erwünscht, das irritiert und verunsichert, das hat keinen Platz im Alltag unserer Leistungsgesellschaft.

Der Tod wird verdrängt, Trauer irritiert

Früher gab es Rituale und Bräuche für den Umgang mit Trauer, deren Aussage und Bedeutung allen Menschen klar waren, Betroffenen und Aussenstehenden. Die Rituale schufen Raum für existenzielle Einschnitte wie Abschied, Sterben und Tod und gaben diesem Erleben einen Rahmen. Den Betroffenen gab dies Halt. Für Aussenstehende war es ein klares Signal. Haben Sie einmal einen Trauerzug durch ein ganzes Dorf erlebt? Tod und Trauer werden da mitten im Alltag sichtbar. Das fordert zumindest Momente des Innehaltens ab, auch von denen, die nicht dazugehören, die nur am Strassenrand stehen. Er trägt die Endlichkeit und Zerbrechlichkeit unseres menschlichen Daseins mitten ins pulsierende Leben hinein. Der Tod wird nicht versteckt, er gehört zum Leben. Die Trauer der Hinterbliebenen *darf sein*, auch im öffentlichen Raum.

Manche Religionen wissen, dass Abschied und Trauer mit der Beerdigung nicht abgeschlossen sind. Im Abstand von Tagen, Wochen und Monaten nach dem Tod eines Menschen wird seiner gedacht, begleitet von einfachen Ritualen und Gebeten. Den Trauernden wird, eingebettet in eine Gemeinschaft, ein Raum gegeben, wo ihre Trauer in allen Schattierungen *sein darf*.

Wir leben heute in einer pluralistischen, säkularen Gesellschaft. Viele von uns haben keinen engen Bezug mehr zu den religiösen Institutionen ihrer Herkunft, sind nicht mehr verwurzelt in einem Glauben. Rituale und Bräuche, die alle verstehen und verbinden, sind zumindest in den städtischen Zentren kaum mehr vorhanden. Das hat Vorteile. Das Individuum hat mehr Gestaltungs- und Freiraum für sich. Doch in existenziellen Krisen wie Sterben und Tod fehlt vielen Menschen ein vertrauter Rahmen, der Halt und Unterstützung gibt. Nicht nur die Lebensgestaltung, sondern auch der Umgang mit Abschied, Sterben und Tod sind heute jedem Einzelnen überlassen. Das überfordert viele. Für sich selbst den benötigten Raum und die Zeit freizuhalten ist schwierig, wenn Derartiges nicht mehr selbstverständlich ist. Der Tod und der Umgang damit wird ausgeblendet und verdrängt, so lange es geht – nicht generell und nicht von allen, aber doch in der Regel und von den meisten.

Die meisten von uns werden einmal alt, unterstützungsbedürftig, krank, sterbend

Allein dieser nüchterne Satz, der auf statistischen Tatsachen beruht, jagt vielen Menschen Angst ein. «Ich will dereinst nicht so enden» ist oft die explizit formulierte oder unausgesprochene Reaktion auf die Vorstellung, als alter Mensch sterbend dahinzusiechen. Und gleichzeitig weiss jeder, dass er dem eigenen Sterben ausgeliefert ist. Denn auch der medizinische Fortschritt vermag den Tod nicht zu verhindern. Zur Bestimmung des eigenen Todeszeitpunktes besteht zwar in der Schweiz die Option der Inanspruchnahme von Suizidbeihilfe, wenn es einmal so weit ist. Die meisten Menschen stehen dieser Option ambivalent gegenüber.

Die mit unserer menschlichen Existenz gegebene Unausweichlichkeit und meist verdrängte Schicksalshaftigkeit des Menschseins kann mannigfache Ängste auslösen. Diese Ängste erleben viele Menschen. Sie scheinen zum Menschsein zu gehören. Es sind aber auch Ängste, die im heutigen gesellschaftlichen Kontext verstärkt auftreten. Alt werden im Sinne von Abhängigsein, Angewiesensein auf fremde Betreuung, zunehmend eingeschränkter sein in den geistigen, körperlichen und sozialen Möglichkeiten – das ist ein Tabu. In unserer heutigen Gesellschaft muss man dynamisch und leistungsfähig bleiben, um dabei zu sein, um dazuzugehören und seinen Platz einnehmen zu können. Wir wollen so unabhängig und frei wie möglich sein, unser Leben selbst bestimmen. Krank, gebrechlich, abhängig sein und letztlich zu sterben, das passt vor dem Hintergrund dieses gesellschaftlichen Konzepts nicht in die Vorstellung von Erfolg, Glück und gelingendem Leben.

Dies hat die Konsequenz, dass Menschen mit eingeschränkten Autonomiefähigkeiten (und manchmal auch ihre Nächsten) oftmals an den Rand der Gesellschaft gedrängt werden, in die Einsamkeit. Viele dieser Menschen leben in Alters- und Pflegeheimen – entsprechend niedrig ist bis heute der soziale Status und die gesellschaftliche Wertschätzung jener Menschen, die dort arbeiten und Tag für Tag eindrückliche, unschätzbar wichtige Arbeit leisten.

Wir leben heute länger und sterben im Heim

Die Lebenserwartung in den westlichen Industrieländern ist in den letzten Jahrzehnten erheblich angestiegen. Umso häufiger sind die vielfältigen Abschiedsprozesse, welche mit dem Alter verbunden sind. Eine Demenzerkrankung etwa wird oftmals zu einem langjährigen Prozess mit vielen kleinen Abschieden – für die Betroffenen selbst und für die Angehörigen. Sterben und Tod sind der Abschluss dieses Abschiedsprozesses.

Selbst wenn Sterben und Tod unter Umständen während bestimmter Lebensphasen weitgehend ausgeblendet und verdrängt werden können, ist die Konfrontation damit früher oder später unausweichlich. Je länger wir leben, umso mehr erleben wir Sterben und Tod von uns nahestehenden Menschen mit.

Die längere Lebensdauer hat – bedingt durch die modernen Lebensumstände, die eine Betreuung von alten, kranken und sterbenden Menschen durch Angehörige zu Hause schwieriger und weniger selbstverständlich werden lassen – auch zur Folge, dass Abschied, Sterben und Tod im Vergleich zu früher oftmals im Rahmen von Institutionen wie Spital und Pflegeheim stattfinden. Die Zahl pflegebedürftiger und auf fremde Hilfe angewiesener Menschen nimmt zu. Sind alle Betreuungsmöglichkeiten zu Hause (Pflege durch Angehörige, Spitex-

Pflege) ausgeschöpft, bleibt oft nur der Aufenthalt im Heim. Über vierundzwanzig Stunden täglich, manchmal über Jahre hinweg, werden dort pflegebedürftige Menschen fachkundig betreut. Ein Umzug ins Heim – heute oft bevorzugt Seniorenzentrum oder -residenz genannt – fällt den meisten Menschen schwer. Deshalb lassen die Institutionen den Bewohnerinnen möglichst viel Freiraum für ihre persönliche Lebens- und Alltagsgestaltung. Dennoch bleibt der institutionelle Rahmen erhalten. Ein Zurück in die gewohnte Umgebung ist nur in wenigen Fällen möglich. Das Pflegeheim wird damit für viele Menschen zum letzten Zuhause und zum Ort des endgültigen Abschiednehmens, des Sterbens.

Wie sollen wir unsere pflegebedürftigen «Alten» noch finanzieren?

So oder ähnlich lauten seit einigen Jahren schon unterschwellig vorwurfsvolle Schlagzeilen in den Medien. Als ob die Verfasser solcher Schlagzeilen nicht selbst einmal zu den «Alten» gehören würden. Als ob die «Alten» daran schuld wären, dass sie unter Umständen Pflege benötigen. Unter anderem der modernen Medizin verdanken wir, dass wir heute nicht nur länger, sondern länger gesund leben. Die Fortschritte in der Medizin haben jedoch auch zur Folge, dass es immer mehr chronisch und multipel kranke Menschen gibt, die auf externe Betreuung und Pflege angewiesen sind. Dies wird aber verdrängt und ignoriert. Die Erfolge der heutigen Medizin verführen dazu, die Begrenzungen und Abhängigkeiten des menschlichen Lebens auszublenden. Die Gesellschaft und die Politik folgen dieser Tendenz nur zu gerne. Nur zögerlich und begrenzt sind sie bereit, (finanzielle) Verantwortung auch für die anderen Seiten des Menschseins, d.h. Abhängigkeiten, Fragilität und Irrationalitäten, zu übernehmen und langfristig zu tragen.

Die Menschen konfrontieren sich nicht gerne mit ihrer Hinfälligkeit und Endlichkeit, wollen sie lieber nicht wahrhaben. Das gesellschaftliche Klima kann jedoch dazu führen, dass kranke, alte, gebrechliche Menschen nur noch als «Belastung» wahrgenommen werden.

Vorläufig gilt noch die in der schweizerischen Bundesverfassung verankerte Garantie, wonach «jede Person die für ihre Gesundheit notwendige Pflege erhält» – aber wie lange noch? Der Alltag im Pflegeheim zeigt, dass die sogenannte Rationierung, also das Streichen von Angeboten und Leistungen, die teilweise viel zur Lebensqualität pflegebedürftiger Bewohnerinnen beitragen können, längst Realität ist. Davon betroffen sind oft gerade jene Ressourcen, welche nicht genau messbar, im Kontext von Abschied, Sterben und Tod jedoch von unschätzbarem Wert sind: die Zeit, einfach da zu sein, eine Hand zu halten, zuzuhören, zu begleiten, zu trösten.

Es braucht die Stimmen, die versuchen, im zunehmend höheren Anteil an alten und hochbetagten Menschen auch eine Chance zu sehen. Eine Chance im Sinne einer Herausforderung, die uns zwingt, gesellschaftliche Werte, Strukturen und Mechanismen zu überdenken und nach innovativen, kreativen neuen Ansätzen und Modellen zu suchen, die den Menschen gerecht werden.

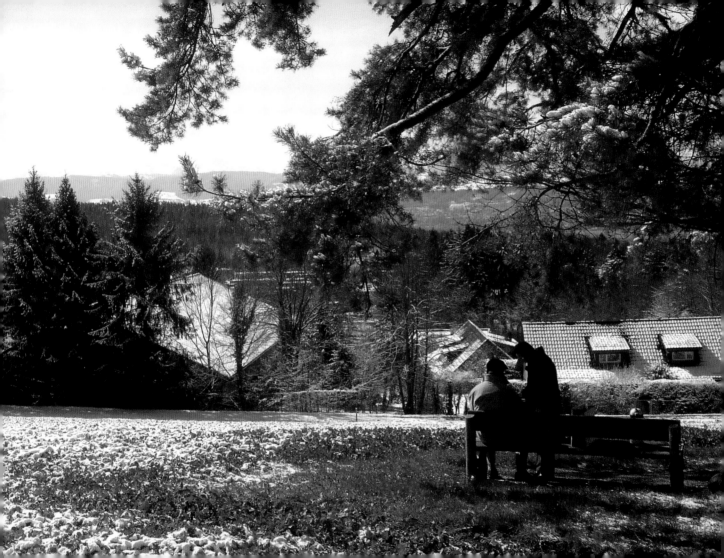

2. Geschichte und Rahmenbedingungen einer Abschieds- und Sterbekultur

2.1 Ursprünge

Die einleitenden Beobachtungen zeigen, dass der kulturelle Umgang mit Sterben und Tod in der modernen Gesellschaft offenbar unter Druck gerät. Dies irritiert, beschäftigt doch das Wissen um den eigenen Tod jeden Menschen. Im Umgang mit diesem Wissen zeigen sich die Wurzeln der menschlichen Kultur überhaupt. Die frühesten Belege von Bestattungen, vollzogen von unseren Vorfahren, reichen weit über 100 000 Jahre zurück und werden heute – nebst dem Werkzeuggebrauch – als erste Kennzeichen einer beginnenden menschlichen Kultur gewertet. Freilich sagen solche Funde noch nichts darüber aus, welche *Sterbekultur* in frühen Zeiten geherrscht hat. Das Faktum der Bestattung weist vielmehr darauf hin, dass eine gewisse Vorstellung über den *Tod* vorhanden sein musste. Inwieweit aber der Vorgang des Sterbens damals Gegenstand von Ritualen war, kann aus den vorliegenden Funden kaum erschlossen werden. Man kann aber vermuten, dass der Sterbeprozess sich in den weitaus meisten Fällen vergleichsweise rasch vollzog – etwa aufgrund einer Verletzung oder Erkrankung –

und deshalb möglicherweise weniger das Sterben selbst, sondern der Tod (bzw. die Vorstellung einer Weiterexistenz nach dem Tod) Gegenstand kultureller Betrachtungen wurde.

Möglicherweise brauchte das Etablieren einer sesshaften Gesellschaft eine Sterbekultur mit entsprechenden Praktiken, die eine gewisse Stabilisierung der Lebensvollzüge und damit auch die Vorstellung eines «guten Sterbens» ermöglichte. Der Begriff «Sterbekultur» ist nicht gleichbedeutend mit «Abschiedskultur», wobei man die Unterscheidung darin sehen kann, dass erstere den Sterbenden im Fokus hat und letztere die zurückbleibenden Angehörigen. Entsprechend vollziehen sich die Praktiken einer Abschiedskultur nicht im gleichen Zeitraum wie jene der Sterbekultur. Der Prozess des Abschiednehmens kann (muss aber nicht) vor Beginn des Sterbens anfangen und endet meist erst nach dem Tod. Praktiken wie die Aufbahrung und das Begräbnis sind klassische Rituale des Abschiednehmens, die sich ihrerseits im Laufe der Zeit verändert haben. Der Prozess des Sterbens und des Abschiednehmens sind zudem nur ein Teil des Todes und der mit dem Tod einhergehenden Vorstellungen. Entsprechend umfasst eine Abschieds- und Sterbekultur längst

Sepulkralkultur und Bestattung

Abschieds- und Sterbekultur sind Teil der sogenannten Sepulkralkultur. Diese umfasst die Kultur des Todes, des Sterbens, des Bestattens sowie des Trauerns. Rituale von Bestattung und Trauer kann man dabei durchaus als Teil einer Abschiedskultur verstehen, die aber fliessend in eine Kultur des Erinnerns (an den Verstorbenen) überleiten. Auch hier sind historische Wandlungsprozesse sichtbar. Augenfällig in unserem Kulturkreis ist, dass der Körper vermehrt in Gemeinschaftsgräbern anonym beigesetzt wird, währenddessen sich beispielsweise auf dem Internet durch Cyberfriedhöfe neue Formen des Erinnerns entwickeln. Der Trend zum heutigen Gemeinschaftsgrab hat seine Wurzeln in Entwicklungen, die aus dem skandinavischen Raum stammen – vorwiegend aus Dänemark und Schweden. Bestattungen in Gemeinschaftsgräbern finden seit den 1960er Jahren zunehmend Verbreitung in Europa. Insbesondere in städtischen Agglomerationen wird die Bestattung im Gemeinschaftsgrab zur Regel: Auf dem Friedhof Bremgarten bei Bern beispielsweise werden heute weit über 50 Prozent aller Verstorbenen in einem Gemeinschaftsgrab beigesetzt – zu Beginn der 1990er Jahre betrug dieser Anteil noch 15 Prozent.

Gründe für diesen Trend zum Gemeinschaftsgrab liegen sowohl in weltanschaulichen wie sozialen Aspekten: Ist der Tod die endgültige Zäsur eines Menschenlebens, so wird ein Grab sinnlos, glauben die einen. Ein derartiger Einfluss zeigt sich beispielsweise im vergleichsweise hohen Anteil der Gemeinschaftsgrab-Bestattungen in der ehemaligen DDR. Andere wünschen sich ein «Aufgehen in der Natur», was einer festen Erinnerungsstätte nicht mehr bedarf. Die Asche wird in diesem Fall in der freien Natur verstreut oder in sogenannten Friedwäldern der Erde zurückgegeben. Bei diesen Entscheidungen spielen heute oft auch die sozialen Hintergründe eine Rolle: Viele wollen nach dem Tod den Angehörigen nicht mehr zur Last fallen (Grabpflege) oder sind alleinstehend und wünschen deshalb einen Platz im Gemeinschaftsgrab. Auch kann man den Trend zum Gemeinschaftsgrab als Ausdruck der zunehmenden Vereinzelung des Menschen in der modernen Gesellschaft betrachten. Schliesslich können auch finanzielle Erwägungen dazu führen, dass der Wunsch nach einer individuellen Grabstätte weniger oft geäussert wird.

nicht alle kulturellen Praktiken rund um den Tod, die zusammengefasst unter den Begriff «Sepulkralkultur» fallen (siehe Kasten). Manche der damit zusammenhängenden Praktiken sind in modernen Gesellschaften verfemt – man denke etwa an die Todeskulte gewisser Sekten. Zudem umfasst das kulturelle Nachdenken über den Tod das enorm weite Feld religiöser Fragen wie die Idee eines Jenseits, eines Paradieses oder auch einer Wiedergeburt. Diese sind insofern für eine Sterbekultur wichtig, als religiöse Weltanschauungen immer auch mit Ritualen einhergehen, die das Mitglied einer solchen Gemeinschaft begleiten (z.B. die «letzte Ölung» eines Katholiken). Eine Übersicht über solche detaillierte Aspekte einer Sterbekultur kann an dieser Stelle jedoch nicht erfolgen (siehe dazu Ariès 1982).

Auch die Frage der individuellen Verfügungsmacht über das eigene Sterben durchzieht die Geschichte der Sterbekultur seit der Antike (Wils 2009). Grossen Raum nahm dabei die Zulässigkeit des Suizids ein – später dann auch die Frage der ärztlichen direkten und indirekten aktiven Sterbehilfe. In der Antike gab es dazu unterschiedliche Standpunkte. Verschiedene Quellen weisen darauf hin, dass Suizid zur Minderung des Leidens aufgrund einer unheilbaren Krankheit sowohl juristisch als auch moralisch legitimiert war, wenn auch keineswegs gefördert wurde. In den ersten Jahrhunderten nach Christi Geburt konkurrierten diesbezüglich unterschiedliche Ansichten. Die philosophische Position der Stoa verlangt Nüchternheit und Selbstbeherrschung im Umgang mit den finalen Phasen des Lebens und nahm denn auch eine tolerante Haltung gegenüber der Selbsttötung ein. Die Orphiker, Anhänger eines Mysterienkults etwa ab dem 7. Jahrhundert, lehnten dagegen den Suizid radikal ab. Das aufkommende Christentum hat sich diese radikale Einschränkung der Verfügungsmacht über das eigene Leben ebenfalls zu Eigen gemacht. Das zeigte sich beispielsweise in der deutlichen Verurteilung des Suizids durch Kirchenvater Augustinus. Es galt die Doktrin der Heiligkeit des Lebens.

Doch auch im christlichen Kulturraum war das Verbot zur Selbsttötung nicht absolut. So finden sich Unterschiede zwischen dem Kirchenrecht (mit einem absoluten Verbot) und dem zivilen Recht. Letzteres betrachtete gewisse Motive zur Selbsttötung – beispielsweise aufgrund einer unheilbaren Krankheit – mit einem gewissen Mitleid und minderte die Strafen, die dem Selbstmörder und seinen Angehörigen auferlegt wurden. Zu Beginn der Neuzeit finden sich zunehmend Quellen, die auf eine Relativierung des Verbots zur Selbsttötung sowie zur ärztlichen indirekten und aktiven Sterbehilfe hinweisen. Ein detaillierter Blick auf diesen Wandlungsprozess kann an dieser Stelle jedoch nicht erfolgen.

2.2 Umbruch

Wenn die Art und Weise, wie Menschen in einer Gesellschaft sterben, sich ändert, so wandelt sich auch die Sterbekultur. Gerade der westliche Kulturraum hat diesbezüglich innerhalb weniger Jahrzehnte einen markanten Umbruch erlebt. War früher das faktische Vollenden des Lebensbogens nur wenigen Menschen vorbehalten – die weitaus meisten Menschen starben bei der Geburt (Mütter wie Kinder), an Infektionskrankheiten, Unfällen oder durch Gewalteinwirkung –, so ist dies heute zum Regelfall geworden. Zudem haben sich mehr und mehr definierte soziale Orte für das Sterben entwickelt: Krankenhäuser und Pflegeheime (siehe dazu auch den Folgeabschnitt). Und schliesslich hat sich die Präsenz von Sterben und Tod im Alltag verändert. Einerseits ist der Vorgang des Sterbens und der Anblick von Toten aus den alltäglichen Lebensbereichen weitgehend verschwunden. In früheren Zeiten war der Tod aufgrund von Krankheit, Armut, Krieg und Gewalt ein weit häufigerer Begleiter des Alltags, während heute – zumindest in den industrialisierten Staaten – das Sterben meist in definierten sozialen Räumen stattfindet. Andererseits ist der Tod in den Medien allgegenwärtig, vor allem im Fernsehen, etwa in der Berichterstattung über Kriege und Naturkatastrophen oder in Krimis und TV-Serien. Dies gilt auch für gewisse Computerspiele, die heute den Akt des Tötens in einer bislang nicht gekannten Detailtreue zeigen.

Doch es gibt auch Brücken über diese Kluft zwischen Erleben und Darstellen von Sterben und Tod in der modernen Gesellschaft. Spätestens seit den Arbeiten der Sterbeforscherin Elisabeth Kübler-Ross werden Tod und Sterben auf einer professionalisierten Ebene als «Palliative Care» (siehe Kasten) wieder vermehrt thematisiert. Hier findet eine intensive Auseinandersetzung statt, wovon auch zahlreiche Fachpublikationen zeugen. Für Betroffene und Interessierte wiederum gibt es ein kaum überblickbares Angebot an psychologischer sowie spiritueller bis esoterischer Begleit- und Ratgeberliteratur zum Thema. Im Gegensatz zur vorwiegend gewaltsamen, brutalen Präsenz des Todes in den Medien findet hier eine eigentliche Ästhetisierung von Sterben und Tod statt. Dabei steht das friedliche, sanfte Sterben und «Hinübergleiten» im Zentrum sowie der kompetente, der inneren Reifung dienende Umgang mit Abschied, Tod und Trauer.

Zahlreiche Soziologen und Philosophen haben sich mit den Auswirkungen dieses Wandels auf die Sterbekultur auseinandergesetzt. Exemplarisch ist die Feststellung von Norbert Elias (1982), wonach vier Aspekte den Umgang moderner Gesellschaften mit dem Tod charakterisieren: Erstens rückt angesichts der zunehmenden Lebenserwartung der Tod für den Einzelnen immer weiter in die Ferne. Zweitens wird der Tod als ein wissenschaftlich erklärbarer Teil eines Naturablaufs verstanden. Drittens fördert die Befriedung der Gesellschaft die Vorstellung eines friedlichen Sterbens (die heutige Sensationsberichterstattung über Gewaltverbrechen verdeckt die Tatsache, dass in früheren Jahrzehnten und Jahrhunderten – oder auch an anderen Orten dieser Welt – weit mehr Menschen als heute durch Gewalteinwirkung getötet wurden). Viertens erfährt sich der neuzeitliche Mensch als Individuum, das für sich selbst lebt und entsprechend auch für sich selbst stirbt. Letzterer Punkt muss aber dahingehend relativiert werden, dass sich das moderne Sterben oft in definierten Funktionszusammenhängen vollzieht, in denen man keineswegs alleine ist. Doch oft ist man nicht mehr von Angehörigen umgeben, sondern von Funktionsträgern.

Eine zentrale Komponente in diesem Wandlungsprozess ist der medizinische Fortschritt, der den Sterbeprozess in einer bislang nicht gekannten Form überwach- und beeinflussbar gemacht hat. Dies bedeutet einerseits, dass Menschen vermehrt in die «medizinische Maschinerie» geraten können (denn zu Beginn einer Erkrankung geht man meist nicht davon aus, dass es ums Sterben geht). Andererseits bestehen mehr Wahlmöglichkeiten hinsichtlich des Eingriffs in einen Sterbeprozess.

Diese neuen Möglichkeiten verändern auch das ärztliche und pflegerische Berufsethos und die damit verbundene ethische Entscheidungsfindung hinsichtlich des medizinischen und pflegerischen Handelns. Über Jahrhunderte war in der Medizin der Einsatz aller zur Verfügung stehenden Mittel zur Lebenserhaltung angesichts der wenigen Handlungsmöglichkeiten im Sinne des «technischen Imperativs» oberste Pflicht. Solange die Wahlmöglichkeiten relativ klein waren, mussten deshalb kaum Entscheidungen zwischen den zur Verfügung stehenden Mitteln getroffen werden. Das medizinische Handeln mit Blick auf Lebenserhaltung hatte kaum nach irgendwelcher Rechtfertigung verlangt. Man konnte davon ausgehen, dass die Möglichkeiten der Lebenserhaltung und der Leidenslinderung auch dem Wohl der Patienten dienten.

In der jüngsten Zeit haben die medizinischen Möglichkeiten zur Lebenserhaltung diese Selbstevidenz verloren. Ihre Anwendung bedarf einer Rechtfertigung. Denn die Möglichkeiten der Überlebenshilfe können in die schwierigsten Leidenssituationen führen. Die medizinethische Entscheidungsfindung wird auch aufgrund der unterschiedlichen Wertvorstellungen in einer pluralistischen Gesellschaft komplexer. Je nach Lebensentwurf beurteilen die Menschen medizinische und pflegerische Handlungsmöglichkeiten unterschiedlich. Solange es zum Beispiel die Möglichkeit künstlicher Ernährung noch nicht gab, war die Pflicht zur Ernährung unproblematisch. Heute hingegen bedarf die Frage, ob ein sterbender Mensch künstlich ernährt werden soll oder nicht, einer sorgfältigen Güterabwägung im Einzelfall. Das ärztliche Können kann also selbst zum Problem werden. Seitdem es möglich geworden ist, menschliches Leben massgeblich zu verlängern und zu erhalten, wird die Frage vordringlich, wann, wie lange und mit welchen Mitteln menschliche Körperfunktionen aufrechterhalten werden sollen und wie lange dem Tod sinnvollerweise widerstanden werden soll. Das Patientenwohl und die medizinischen Handlungsmöglichkeiten können miteinander in Konflikt geraten. Das Überleben kann dem ethischen Diskurs nicht mehr einfach als oberste Norm zugrunde gelegt werden, sondern es wird Gegenstand desselben, wenn die Zumutbarkeit von lebenserhaltenden Massnahmen abgewogen werden muss. Solche medizinethischen Überlegungen sind heute Teil der Sterbekultur geworden und werden beispielsweise im Kontext der sogenannten «Palliative Care» aufgenommen.

2.3 Sterben und Tod in der Schweiz heute

Die folgenden Zahlen und Fakten zu Sterben und Tod helfen mit, Rolle und Bedeutung der Abschieds- und Sterbekultur beurteilen zu können,. Die nachfolgende Übersicht bezieht sich auf die Schweiz, die stellvertretend für die Entwicklung in den meisten Industrieländern steht.

Die Lebenserwartung in der Schweiz ist seit 1876 praktisch ununterbrochen gestiegen: Sie hat sich von 40 Jahren auf derzeit über 80 Jahre (79 für Männer, 84 für Frauen) verdoppelt. Der Lebenserwartungsgewinn war zunächst vor allem eine Folge der rückläufigen Säuglings- und Kindersterblichkeit. Seit etwa 1950 ist sie im Wesentlichen auf den Rückgang der Sterblichkeit bei den älteren und hochbetagten Personen zurückzuführen. Hatten 65-jährige Frauen 1981 im Schnitt noch 18,5 Jahre zu leben, waren es 2002 bereits 21,1 Jahre. Bei den Männern stieg die Lebenserwartung ab 65 von 14,6 auf 17,5 Jahre. Deshalb zeigt sich derzeit und zukünftig ein klarer zahlen- und anteilmässiger Anstieg von 80-jährigen und noch älteren Personen, wobei auch in Zukunft die Mehrheit davon Frauen sein werden. Gemäss den Szenarien zur Bevölkerungsentwicklung des Bundesamtes für Statistik lebten 2007 1,3 Millionen Menschen in der Schweiz, die über 65-jährig sind. 2040 dürften dies je nach Szenario 1,95 Millionen bis 2,2 Millionen Menschen sein. Bei den über 95-Jährigen ist der Anstieg noch stärker. Lebten 2007 noch 15 000 Menschen mit 95 Jahren und mehr in der Schweiz, werden dies 2040 zwischen 43 000 und 94 000 Menschen sein.

Angesichts der weiteren Erhöhung der Lebenserwartung stellt sich gemäss dem Luzerner Generationenforscher François Höpflinger daher die Frage: Ist eine höhere Lebenserwartung verbunden mit «gewonnenen Lebensjahren»? Oder wird nicht vielmehr die Lebenszeit verbunden mit Beschwerden, Krankheiten und Behinderungen ausgedehnt? Die vorliegenden empirischen Daten unterstützen eher die erfreuliche These, dass Frauen und Männer heute nicht nur länger leben, sondern dass sie auch länger beschwerdefrei bleiben als frühere Generationen.

Im Gegensatz zum Vorurteil vieler Angehöriger jüngerer Generationen ist laut der Studie «Wohnen im Alter» (Höpflinger 2009) das Leben im Alters- und Pflegeheim selbst bei betagten Menschen die Ausnahme. Die überwiegende Mehrheit der älteren Menschen und selbst der Hochbetagten lebt weiterhin in privaten Haushaltungen. Da gleichzeitig jedoch mehr Menschen alt werden, ist trotzdem mit mehr Pflegefällen zu rechnen, vor allem, wenn die geburtenstarken Jahrgänge hochaltrig werden. Das Alter beim Eintritt in eine Alters- und Pflegeeinrichtung hat sich zudem stetig erhöht und es fand klar ein Wandel von Altersheimen zu Pflegeheimen statt.

Der Anteil der in sozio-medizinischen Einrichtungen lebenden Personen erhöht sich vor allem nach dem 80. Lebensjahr. Bis zum Alter von 80 bis 84 Jahren leben noch gut 90% der Menschen in privaten Haushaltungen bzw. selbstständig in einer eigenen Wohnung (wenn auch teilweise nur dank guter ambulanter Pflege und Betreuung). Von den 85- bis 89-Jährigen wohnen hingegen schon gut 23% in einer sozio-medizinischen Einrichtung, und fast zwei Fünftel (39%) der 90- bis 94-Jährigen leben in einer Alters- und Pflegeeinrichtung. Bei den sehr hochaltrigen Menschen im Alter von 95 Jahren und mehr befindet sich schon gut die Hälfte in einer Alterseinrichtung.

Neben dem Gesundheitszustand sind für einen Heimeintritt auch soziale Faktoren von Bedeutung. Einkommensschwache Personen sind häufiger und früher auf eine institutionelle Versorgung angewiesen als etwa wohlhabende Haus- und Wohneigentümer. Gleichzeitig zeichnet sich auch eine immer stärkere «Zweiteilung» der Pflegebedürftigkeit im Alter ab: Auf der einen Seite findet sich eine grosse Gruppe von Menschen, die lange beschwerdefrei bleibt und erst gegen Lebensende eine oft relativ kurze Phase von Pflegebedürftigkeit erfährt. Auf der anderen Seite existiert eine Minderheit älterer Menschen, die über längere Zeit, manchmal Jahre, krank und pflegebedürftig sind.

Dass das Risiko, pflegebedürftig zu werden, mit dem Alter steigt, ist unbestritten. Bei den 75- bis 79-Jährigen werden 8 bis 10% pflegebedürftig, bei den 80- bis 84-Jährigen sind es 18 bis 20%, und bei den über 85-Jährigen sind 33 bis 35% pflegebedürftig. Risikofaktoren für Pflegebedürftigkeit sind Stürze, Sehschwäche, Inkontinenz, Alter, schlechte Gesundheit, Demenz und der Zivilstand. Verheiratete bleiben länger selbstständig. Gemäss der Schweizerischen Gesundheitsbefragung von 2007 leiden bei den über 75-Jährigen fast 50% an Übergewicht und mehr als 50 Prozent an Bluthochdruck. 13% der über 75-Jährigen leiden an Diabetes, 17% an starken Gelenkschmerzen und 13% an Schlafstörungen. Zudem dürften Zahl und Anteil demenziell erkrankter Personen in vielen Alterseinrichtungen weiter ansteigen, was spezielle Herausforderungen mit sich bringt. Die Schweizerische Alzheimervereinigung schätzt, dass in der Schweiz heute rund 102000 Menschen mit Demenz leben, davon etwa 40% in Heimen und 60% zu Hause. Bis zum Jahre 2050 werde sich die Zahl der Demenzkranken verdreifachen, weil die Bevölkerung immer älter wird. Damit wird auch die Zahl der allein lebenden alten und sehr alten Personen mit Demenz zunehmen.

Auch bei positiver demographischer Entwicklung befinden sich unter den Bewohnerinnen sozio-medizinischer Einrichtungen deshalb immer mehr hochaltrige, multimorbide pflegebedürftige Menschen. Pflegeheime werden deshalb zu Orten höchster Pflegeintensität und des Sterbens. So ergeben sich für die Pflege bedeutende spezielle Schwerpunkte. Die Langzeitpflege, aber auch die Pflege kurz vor dem Tod wird immer wichtiger, was auch höhere Anforderungen an die in Heimen gelebte Abschieds- und Sterbekultur mit sich bringt.

«Palliative Care»

Unter «Palliative Care» wird eine umfassende Behandlung und Betreuung von Menschen mit unheilbaren, lebensbedrohlichen oder chronisch fortschreitenden Krankheiten verstanden (dieser Text beruht auf SAMW 2006 und Ritzenthaler-Spielmann et al. 2009). Ihr Ziel ist es, den Patienten eine möglichst gute Lebensqualität bis zum Tod zu ermöglichen. Dabei sollen Leiden optimal gelindert und entsprechend den Wünschen des Patienten auch soziale, seelisch-geistige und religiös-spirituelle Aspekte berücksichtigt werden. Qualitativ hochstehende «Palliative Care» ist auf professionelle Kenntnisse und Arbeitsweisen angewiesen und erfolgt soweit möglich an dem Ort, den der Patient sich wünscht. Ihr Schwerpunkt liegt in der Zeit, in der Sterben und Tod absehbar werden, doch ist es oft sinnvoll, «Palliative Care» vorausschauend und frühzeitig, eventuell bereits parallel zu kurativen Massnahmen, einzusetzen.

Im Einzelnen heisst dies: «Palliative Care»

- respektiert das Leben und seine Endlichkeit;

- achtet die Würde und Autonomie des Patienten und stellt seine Prioritäten in den Mittelpunkt;

- wird unabhängig vom Lebensalter jedem Patienten angeboten, der an einer unheilbar fortschreitenden Krankheit leidet;

- strebt die optimale Linderung von belastenden Symptomen wie Schmerzen, Atemnot, Übelkeit, Angst oder Verwirrung an;

- ermöglicht auch rehabilitative, diagnostische und therapeutische Massnahmen, die zur Verbesserung der Lebensqualität beitragen.

In der Medizin stellen sich Fragen der «Palliative Care» in allen Bereichen. Kurative Behandlungen und «Palliative Care» ergänzen sich häufig und bilden ein Ganzes. Eine scharfe Trennlinie zwischen kurativem und palliativem Ansatz existiert deshalb oft nicht. Ausschlaggebend ist die Änderung in der Haltung des Patienten sowie der Behandelnden beim Festlegen des Therapiezieles. Im Vordergrund des palliativen Ansatzes steht die Auseinandersetzung mit der fortschreitende Krankheit, dem persönlichen Schicksal des Patienten, mit seinem Umfeld, seiner Lebensgeschichte, seinem Glauben bzw. seinen Lebensüberzeugungen, speziell mit seinen Gedanken und Gefühlen gegenüber Leiden, Sterben und Tod (bio-psycho-sozialer Krankheitsbegriff).

«Palliative Care» ist jedoch auch Missverständnissen, überhöhten Erwartungen und Gefahren ausgesetzt. Zu den Missverständnissen gehört, dass:

- alle belastenden Symptome immer genügend gelindert werden können;

- jede lindernde Behandlung bereits «Palliative Care» ist;
- «Palliative Care» auf Sterbebegleitung reduziert wird;
- «Palliative Care» gleichbedeutend ist mit dem Verzicht auf kurative Behandlungsansätze.

Zu den überhöhten Erwartungen an «Palliative Care» gehört, dass:

- der Wunsch nach begleitetem Suizid oder aktiver Sterbehilfe in allen Situationen zurücktritt;
- das Sterben so beeinflusst werden kann, dass es immer zu einem friedlichen Sterben kommt.

Zu den Gefahren gehört, dass:

- sich «Palliative Care» auf das Verschreiben von Opiaten beschränkt;
- «Palliative Care» ausschliesslich an Spezialisten delegiert wird;
- «Palliative Care» zum Ersatz von sinnvollen kurativen Optionen wird;
- «Palliative Care» aufgrund ökonomischer Überlegungen zur Vorenthaltung von medizinisch indizierten Massnahmen eingesetzt wird.

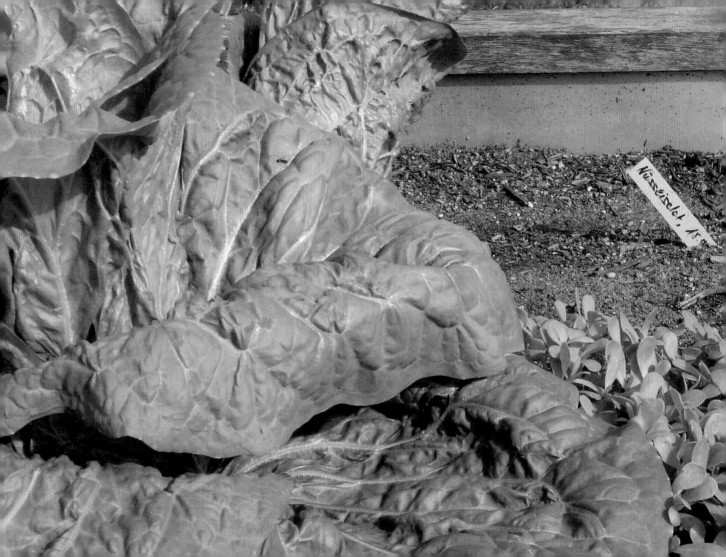

3. Leben und Sterben im Pflegeheim

3.1 Die Perspektive des Betroffenen – der Eintritt in ein Pflegeheim

Die meisten Menschen möchten bis zuletzt zu Hause bleiben und dort auch sterben. Dieser Wunsch ist verständlich und nachvollziehbar. Denn je eingeschränkter die körperlichen und/oder geistigen Fähigkeiten sind, desto stärker ist das Bedürfnis, in einer vertrauten Umgebung zu sein, wo man sich wohl, geborgen und aufgehoben fühlt. Dies erst recht, wenn man krank oder der Tod nicht mehr fern ist. Ebenso verständlich sind der Wunsch und das Festhalten an einem selbstbestimmten Alltag (Rhythmus, Gewohnheiten etc.), an Intim- und Privatsphäre und am eigenen Lebenskontext (Nachbarschaft, Beziehungen, Hobbies wie z. B. Garten etc.). Dank Organisationen wie der Spitex können alte Menschen heute oft lange zu Hause bleiben und dort betreut werden. Doch manchmal wird der Eintritt in ein Pflegeheim unumgänglich.

In ein Heim einzutreten, fällt den meisten Menschen schwer. Erst wenn die Pflege zu Hause nicht mehr mög-

lich ist oder eine plötzliche akute Erkrankung nach dem Spitalaufenthalt die Rückkehr nach Hause unmöglich macht, bleibt in der Regel nur noch der Eintritt in eine Institution der Alterspflege. Damit sind aber nicht nur medizinisch-pflegerische Aspekte verbunden, sondern auch grosse administrative, finanzielle und psychologische Hürden. Letztere sind am Schwierigsten zu bewältigen. In diesem Sinn stellt ein Heimeintritt eine mit einem Wendepunkt verknüpfte Entscheidungssituation dar, der die letzte Lebensphase versinnbildlicht. Das Lebensende, die eigene Endlichkeit wird oft (noch) bewusster und greifbarer, weil der Heimeintritt Folge einer meist dauerhaften Verschlechterung der körperlichen und/oder geistigen Fähigkeiten ist.

Die Entscheidung für einen Heimeintritt bedeutet, diesen Tatsachen ins Auge blicken zu müssen. Nicht alle, aber manche verdrängen, negieren oder verleugnen ihren Zustand bis zu diesem Moment. Dazu kommen die Angst davor, die vertraute Lebensumgebung und Lebensgewohnheiten aufgeben zu müssen, Angst vor Abhängigkeit, vor Ausgeliefertsein, Angst vor aufgezwungenen, fremden Strukturen, vor dem Verlust von Intim- und Privatsphäre und davor, nur noch von

«Alten» und «Verwirrten» umgeben zu sein. Ein Heimeintritt bedeutet Abschied nehmen und loslassen müssen – von Selbstständigkeit, von zu Hause und dem bisher vertrauten Lebenskontext. Damit verbunden sind manchmal auch Gefühle der Entmündigung, der Ohnmacht, des Verrats bzw. des Abgeschobenwerdens oder der Entwurzelung.

Ein Heimeintritt bedeutet also eine tief greifende Veränderung im Leben eines alten Menschen. Dieser Prozess braucht viel Zeit. Gezwungenermassen Abschied zu nehmen vom bisherigen Leben und sich an eine neue, im Grunde unerwünschte Umgebung anzupassen und sich neu einleben zu müssen, ist nicht einfach. Und dennoch, ein Heimeintritt birgt auch Chancen in sich und eröffnet neue Möglichkeiten. Denn oft bedeutet fachkompetente Betreuung für die neuen Heimbewohnerinnen wie für die Angehörigen eine Entlastung – die neue Handlungsspielräume und neue Lebensmöglichkeiten eröffnen. Bisherige Beziehungen mit Angehörigen und Freunden können weiterhin, manchmal auch unbelasteter, gepflegt werden. Je nach körperlichem und geistigem Zustand können neue Beziehungen geknüpft werden. Kulturelle Angebote stehen vor Ort zur Verfügung. Selbst der Umstand, dass vor dem Eintritt in eine Institution vieles geregelt, besprochen und abgeklärt werden muss, was zunächst viel Aufwand bedeutet, entlastet danach oft (man hätte es sowieso früher oder später machen müssen ...).

3.2 Das Pflegeheim als Ort des Lebens

Im Wohnbereich 5 ist Frau M. soeben neu eingezogen. Die Schwiegertochter hat ihr zum Einzug eine wunderschöne Orchidee geschenkt. Frau M. sitzt in ihrem ehrwürdigen alten Ohrsessel, weist auf die Orchidee, strahlt mich an: «Haben Sie die schöne Orchidee gesehen? Ich liebe Orchideen und hier steht sie gut. Und haben Sie meine Bilder gesehen? Kunst war für meinen Mann und mich immer wichtig. Und wissen Sie, jedes einzelne Bild hat seine Geschichte und ich weiss noch genau, wann und wo wir es gekauft haben. Ich bin nur traurig, dass ich nicht alle Bilder mitnehmen konnte. Die grossen haben hier halt keinen Platz...». Und so präsentiert sie mir reihum alles, was sie von zu Hause mitgenommen hat zum Einzug ins Bethesda, verknüpft mit Erinnerungen und Geschichten. Manchmal strahlt sie, manchmal wird sie nachdenklich, manchmal melancholisch und auch traurig. Sie ist körperlich stark beeinträchtigt, auf den Rollstuhl angewiesen, hört nicht mehr gut, hat Schmerzen, leidet unter Inkontinenz. Aber sie ist geistig sehr präsent und strahlt Leben aus auf eindrückliche Weise.

Jedes Mal wenn ich ins Bethesda komme, begrüsst mich auf dem Sofa beim Eingang sitzend Herr F. Er lacht mir entgegen, grüsst winkend und oft ist er gerade daran, laut und wohlklingend zu jodeln. Der schwer demente Herr F. steckt mich mit seiner Lebensfreude immer an und ich freue mich jedes Mal, ihn zu sehen.

Frau B. und Herr L. begegnen sich immer wieder zufällig beim Spazieren im Haus. Aus den zufälligen Begegnungen wird bald ein tägliches gemeinsames Kaffee trinken und spätestens als wir die beiden im Zimmer von Herrn L. verlegen wie zwei frisch verliebte Teenager erwischen, wissen wir, dass wir ein neues Liebespaar haben. Bald darauf können die beiden ein gemeinsames Zimmer beziehen.

Pflegeheime sind Orte intensiven, vielfältigen Lebens. Wenn Menschen im hohen Alter ins Pflegeheim eintreten, bringen sie ein langes Leben mit, ein Leben reich an Erfahrungen, Erinnerungen, Bildern und Emotionen, die sie geprägt haben und ihre Identität ausmachen. Die vielen Bewohnerinnen, die ihr eigenes Netz von nahestehenden Menschen mit hineinbringen, und die Dichte an Lebensgeschichten, Erfahrungen, Wünschen, Vorstellungen, Hoffnungen und Ängsten machen den Alltag und die Beziehungen in einem Pflegeheim intensiv, auch anspruchsvoll und – lebendig. Es gibt Situationen zum Lachen, Momente der Freude, des Glücks, der Nähe und Innigkeit ebenso wie Trauer, Frustration, Hoffnungslosigkeit und Schmerz.

Diese Verschiedenheit und Vielfalt im Leben kommen nicht weniger zum Tragen, wenn es ums Loslassen und Abschiednehmen geht von bisher noch verfügbaren Fähigkeiten wie auch in der letzten Lebensphase, im Sterben und im Tod. So wie jeder Mensch einmalig und jede Situation individuell verschieden ist, so auch das Abschiednehmen und das Sterben. Jeder Mensch nimmt seine Existenz individuell wahr, erfährt sie auf eigene Weise. Die Bedeutung, welche er einer Situation beimisst, und die daraus entstehenden Wünsche und Bedürfnisse, Wahrnehmungen und Erwartungen sind geprägt von der eigenen Lebensgeschichte sowie seinem Beziehungs- und Lebenskontext.

Abschiednehmen, Loslassen und letztlich auch der Tod gehören zum Leben. In einem Pflegeheim vollenden die Menschen den letzten Teil ihres Lebensbogens. Dieser ist nicht mehr von der Dynamik der Ereignisse geprägt wie in jüngeren Jahren, aber er bleibt trotz allem Teil des Lebens und hat eine neue Dichte und Lebensqualität. Während Menschen in dieser Lebensphase in der Gesellschaft oft das Gefühl verspüren, wertlos zu sein, ja vielleicht sogar nur noch als Belastung empfunden zu werden, kann diese Lebensphase im Pflegeheim als integraler Teil des Lebens eines Menschen wahrgenommen werden. Viele Betreuerinnen und Betreuer nehmen ihre Tätigkeit in einem Pflegeheim mit grossem Engagement wahr und begegnen den Bewohnerinnen mit Respekt und Wertschätzung. Die unterschiedlichen Charaktere der alten Menschen mit ihren vielfältigen Lebenserfahrungen faszinieren und beeinflussen die eigene Haltung dem Leben und Sterben gegenüber.

3.3 Das Pflegeheim als Ort des Sterbens

Sterben, Tod und Trauerrituale sind weitgehend aus dem Alltag der Menschen verschwunden. Angehörige, die einen ihnen sehr nahestehenden Menschen im Sterben begleiten und durch den Tod verlieren, fühlen sich vom gesellschaftlichen Umfeld, manchmal auch von Freunden und Bekannten, oft allein gelassen und unverstanden. In ihrer zutiefst existenziellen Betroffenheit, in ihren Emotionen und in ihrem Erleben des Verlusts und des Bruchs, den der Tod eines nahestehenden Menschen für das eigene Leben und die eigene Biographie bedeuten kann, fehlen ihnen Raum und Zeit. Es existiert kein allgemeinverbindlicher, gesellschaftlicher Rahmen, in dem dies alles geschehen kann und darf. Oftmals losgelöst und ohne Hintergrund oder Bezug zu einer Religion, sind die Menschen ganz auf sich selbst zurückgeworfen, wenn es darum geht, Halt und Orientierung in dieser letzten Lebensphase zu finden.

In der Wahrnehmung dieses Defizits liegt die Chance und Notwendigkeit einer bewusst gelebten Abschieds- und Sterbekultur in einer Institution, wo Sterben und Tod zum Alltag gehören und nicht einfach verdrängt werden können. Durch ihren Umgang mit Abschied, Sterben und Tod kann eine Institution wie ein Pflegeheim signalisieren, dass in ihrem Rahmen Raum und Zeit für die damit verbundenen Prozesse vorhanden ist. In der Begleitung und Betreuung können der sterbende Mensch und seine Angehörigen erfahren, dass sie in dieser Situation sein dürfen, wie sie sind – mit all ihren Emotionen, ihren Fragen, ihrem Bedürfnis, sich auszutauschen oder auch einfach still zu sein, in Ruhe gelassen zu werden. Der besondere, in gewisser Weise auch geschützte Rahmen einer Institution kann durch sensible und tabufreie Begleitung sowie umfassende medizinisch-pflegerische, seelische und soziale Unterstützung ermöglichen, dass sich das Leben eines Menschen und sein Abschiednehmen und Sterben entsprechen können oder noch einmal völlig Neues aufbrechen und in Beziehungen gelebt werden kann. Eine Biographie und ein Leben können dann auf eine diesem Menschen entsprechende Art und Weise zu Ende geführt werden. Er selbst kann sich mit seinem Leben und Sterben und den damit verbundenen Brüchen und Unzulänglichkeiten aufgehoben, in seiner Würde und Individualität respektiert fühlen – bis zuletzt.

Ein solches Erleben ist nicht nur für den Menschen im Abschieds- und Sterbeprozess wichtig und wertvoll, sondern auch für die ihm nahestehenden Angehörigen. Eine Institution kann den Angehörigen auch die Möglichkeit anbieten, den Abschied auf ihre Weise zu gestalten, wie dies beispielsweise im Rahmen einer individuellen Abschiedsfeier im Bethesda möglich ist. Kleine symbolische Zeichen und Handlungen wie das Aufstellen einer brennenden Kerze und eines Fotos, das gemeinsame Innehalten oder Zurückblicken mit Pflegenden können dem Abschied, dem Tod und der Trauer einen Raum und einen Rahmen geben. Solche Momente und ein solcher Raum sind wichtig, denn wir «benötigen einen Rahmen, um im Aufbrechen der Gefühle Halt zu finden. Erst in der Fassung von sozialen Beziehungen, wenn wir unsere Erfahrungen in Worte und Symbole fassen, können wir unsere Fassungslosigkeit aushalten und gestalten» (Heller et al. 2000, 19).

Solche persönlichen Erfahrungen prägen das Verhältnis zum eigenen Sterben und Tod und damit auch zum Umgang und zur Einstellung gegenüber Abschied, Sterben und Tod. Die Mitarbeitenden einer Institution und die Angehörigen tragen ihre persönlichen Erfahrungen nach aussen. Deshalb ist die in einer Institution gelebte Abschieds- und Sterbekultur nicht nur im Haus selbst wichtig, sondern auch für das gesellschaftliche Umfeld ausserhalb der Institution. Insofern tragen solche Institutionen auch eine soziale Verantwortung für den Umgang mit Abschied und Sterben in der Gesellschaft. Diese Aussenwirkung verstärkt sich, wenn eine Institution die Thematik Abschied, Sterben und Tod offen aufnimmt und anspricht, beispielsweise durch Veranstaltungen, Zeitungsartikel oder durch die Art und Weise, wie sie sich selbst präsentiert. Dadurch kann sie zu einer realistischeren Wahrnehmung von Abschied, Sterben und Tod als Teil des Lebens auf gesellschaftlicher Ebene und im Alltag beitragen und sie kann zudem der Gesellschaft vermitteln, dass Abschied, Sterben und Tod gerade auch in einem Pflegeheim auf stimmige, individuelle und persönliche Weise stattfinden und erlebt werden kann.

4. Ethische Aspekte einer Abschieds- und Sterbekultur

4.1 Die Notwendigkeit ethischer Grundlagen

Wir schliessen diesen ersten Teil mit vertiefenden Bemerkungen zu den ethischen Grundlagen einer Abschieds- und Sterbekultur. Die bisherigen Ausführungen zeigen, dass der vielschichtige Prozess menschlichen Sterbens nicht einfach «naturgesetzlich» abläuft. Er hängt ab von sozialen und kulturellen Bedingungen sowie den normativen Voraussetzungen. Normatives Grundaxiom der modernen demokratischen Gesellschaft ist der Würde- und Autonomieanspruch des einzelnen Menschen (siehe dazu den Folgeabschnitt). Der Prozess des Sterbens und des Abschiednehmens ist auf dieser Wertebasis zu klären und zu gestalten. Eine Sterbekultur soll dem Einzelnen helfen, die Sterbephase seines Lebens so gut wie möglich zu erfahren. Dafür braucht die sterbende Person die dafür notwendigen Rahmenbedingungen und Unterstützung. Da heutzutage Spitäler und Pflegeheime jene Orte sind, in denen sich das Sterben meistens vollzieht, sind das auch die Orte, an denen eine bewusst reflektierte Abschieds- und Sterbekultur gepflegt werden muss.

Eine Sterbekultur stellt den Anspruch, Rahmenbedingungen zu schaffen, die es allen Beteiligten ermöglicht, den Tod als natürlichen Teil des Lebens anzunehmen und nicht zu verdrängen, ihren Bedürfnissen entsprechend Abschied zu nehmen und Sterbende mit Professionalität und Humanität auf ihrem letzten Weg zu begleiten. Eine Sterbekultur verlangt in einer Gesellschaft auch eine ethische, politische und rechtliche Verständigung darüber, welcher Respekt, welcher Schutz und welche Solidarität Sterbenden [und ihren Angehörigen] zustehen soll (Baumann-Hölzle et al. 2005).

Wir sind als Gesellschaft gefordert, Rahmenbedingungen zu schaffen, die ein würdiges Abschiednehmen und Sterben ermöglichen und den Sterbenden wie den Zurückbleibenden (Angehörigen und Betreuenden) den notwendigen Raum für Abschieds-, Trauer- und Verarbeitungsprozesse gibt. In den komplexen Strukturen unseres Sozial- und Gesundheitswesens bedeutet eine «Kultur des Sterbens» immer auch eine «Organisationskultur des Sterbens» (Heller et al. 2000). Wir sind gefordert, die nötigen Strukturen für eine solche «Organisationskultur des Sterbens» zu schaffen. Damit ist nicht gemeint, dass das Sterben einfach «organisiert» werden kann, sondern dass es in den Institutionen und Organisationen, in denen gestorben wird, organisatorische Strukturen braucht, die ein gelingendes Sterben im Sinne des sterbenden Menschen ermöglichen.

4.2 Menschenwürde und Autonomie

Zwei Grundwerte sind für die ethische Fundierung einer Abschieds- und Sterbekultur unabdingbar: Menschenwürde und Autonomie. Der ethische Gesichtspunkt der Würde ist dabei nicht auf die Qualität des Zustandes oder Verhaltens des Sterbenden selbst zu beziehen. Die Würde eines Menschen hängt nicht von Eigenschaften oder Fähigkeiten eines Menschen ab, sondern ist mit seinem Menschsein gegeben. Die Menschenwürde ist unantastbar und gilt unbedingt. Aufgrund der Menschenwürde hat der Mensch Anspruch auf Stillung seiner existenziellen Grundbedürfnisse. Dazu gehören medizinische Behandlung und Pflege, aber auch Zuwendung, Raum für Begegnungen und religiöse Rituale, etc. Der Menschenwürdeanspruch verpflichtet die Ärzteschaft, die Pflegenden und Angehörigen, mit der sterbenden Person in einer dieser Person angemessenen Art und Weise umzugehen. Das Handeln am und beim Sterbenden soll von einem tiefen Respekt vor dieser unverlierbaren Menschenwürde geprägt sein. Es geht um das der Würde gemässe, d.h. von Respekt vor der Würde des Sterbenden geprägte Verhalten in der Begleitung von Sterbenden (Baumann-Hölzle et al. 2005).

Würde ist ein ethischer Grundbegriff, der in seiner gebräuchlichen Form aus der Philosophie von Immanuel Kant stammt. Demnach ist die Würde des Menschen diesem per se gegeben, unantastbar und unverlierbar – unabhängig davon, wie die äusseren Umstände aussehen und welche Fähigkeiten einem Menschen bleiben, wenn er alt und krank wird. Diese Vorstellung von Menschenwürde basiert auf dem Grundsatz, wonach jeder Mensch aufgrund seines blossen Menschseins einen Selbstwert besitzt. Zur Menschenwürde gehört insbesondere, dass jeder Mensch den Anspruch hat, von niemandem für irgendeinen fremden Zweck instrumentalisiert zu werden. Dieses Verständnis von Würde findet sich auch in der Rechtsprechung. In Artikel 7 der Schweizer Bundesverfassung heisst es: «Die Würde des Menschen ist zu achten und zu schützen.» Das Grundgesetz für die Bundesrepublik Deutschland formuliert im Artikel 1.1 noch deutlicher: «Die Würde des Menschen ist unantastbar. Sie zu achten und zu schützen ist Verpflichtung aller staatlichen Gewalt.»

Ausgehend von diesem Würdeverständnis muss man zwischen dem *normativen* Begriff der Menschenwürde und der *empirischen* Vorstellung einer verlierbaren Lebensqualität, die durch gesundheitliche Zustände, persönliche Fähigkeiten oder durch äussere Umstände bestimmt ist, unterscheiden (Baumann-Hölzle, 2003). Ob ein Mensch nach einem erfüllten Leben, körperlich noch rüstig und geistig klar zu Hause friedlich für immer einschläft oder ob er, inkontinent geworden, geistig verwirrt und seiner Fähigkeit zur Selbstbestimmung verlustig gegangen nach mehrjährigem Pflegeheimaufenthalt in einem langen Todeskampf stirbt, macht zwar auf der Ebene der Lebensqualität einen grossen Unterschied; mit Blick auf die Menschenwürde des jeweils Sterbenden besteht allerdings zwischen beiden Sterbesituationen kein Unterschied. So verstanden gibt es keine Krankheiten, welche mit fortschreitender Entwicklung die Würde des Menschen beeinträchtigen. Wäre die Menschenwürde hingegen an Eigenschaften und Fähigkeiten eines Menschen festgemacht, dann kann die Frage nach «lebenswertem» und «lebensunwertem» Leben im Raum stehen.

Nimmt man die Philosophie Immanuel Kants zum Ausgangspunkt, so sind Menschenwürde und Autonomie – der zweite hier kurz vorgestellte Grundwert – eng miteinander verknüpft. Er hat den Begriff «Autonomie» als ethischen Basiswert zum ersten Mal verwendet. Der Begriff stammt aus dem Griechischen (*autos* = selbst und *nomos* = Gesetz, Regel) und bedeutet Selbstgesetzgebung, Selbstbestimmung. Der Anspruch auf Autonomie ist insbesondere seit der Aufklärung zum Inbegriff eines wahren, freien und verantwortlichen Menschseins geworden. Im Kontext westlich-demokratisch verfasster Staaten meint Autonomie das Recht auf ein selbstbestimmtes Leben und die Unverletzlichkeit der Person.[1] Der Autonomieanspruch gilt mit Einschränkung bei der Fremdgefährdung absolut im Sinne eines Abwehrrechtes, jedoch nur bedingt als Einforderungsrecht: Über die Stillung der Grundbedürfnisse hinaus kann der Mensch nur einfordern, was den Würde- und Autonomieanspruch anderer Menschen nicht gefährdet und aus der Perspektive der Gerechtigkeit für alle Menschen einer Gesellschaft gelten kann. Der urteilsfähige Mensch kann in Bezug auf sich selbst alles tun. Er hat also auch die Freiheit zum selbstschädigenden Verhalten, aber nur so lange, als andere Menschen dadurch keinen Schaden nehmen. Gleichwohl hat der Staat die Verpflichtung, dafür zu sorgen, dass die Menschen keinen Schaden nehmen und die Möglichkeit haben, ihre existenziellen Grundbedürfnisse zu stillen. Was Menschen gegenüber dem Staat an Unterstützung sollen einfordern können,

---

1 Vgl. dazu z. B. die Bundesverfassung der Schweizerischen Eidgenossenschaft, Artikel 10.2: Jeder Mensch hat das Recht auf persönliche Freiheit, insbesondere auf körperliche und geistige Unversehrtheit und auf Bewegungsfreiheit. Das Grundgesetz für die Bundesrepublik Deutschland hält dazu in Artikel 2 fest: (1) Jeder hat das Recht auf die freie Entfaltung seiner Persönlichkeit, soweit er nicht die Rechte anderer verletzt und nicht gegen die verfassungsmässige Ordnung oder das Sittengesetz verstösst. (2) Jeder hat das Recht auf Leben und körperliche Unversehrtheit. Die Freiheit der Person ist unverletzlich. In diese Rechte darf nur auf Grund eines Gesetzes eingegriffen werden.

wird in einem demokratischen Staat durch einen politischen Prozess ausgehandelt.

Zusammen mit der Menschenwürde bildet der Autonomie-Anspruch der Patientin bzw. des Patienten die Wertebasis der heutigen Medizin- und Pflegeethik. Ebenso wie die Menschenwürde ist auch der Autonomieanspruch rechtlich verbrieft. Primär steht er für ein Abwehrrecht: Es darf nicht über einen Menschen verfügt werden. Die Gesetzgebung hat diesen Grundsatz in der sogenannten «informierten Zustimmung» (*informed consent*, siehe Kasten) verankert. Bei Missachtung liegt der juristische Straftatbestand der Körperverletzung vor. Im konkreten medizinisch-pflegerischen Alltag bedeutet dieses Autonomieprinzip, dass es in der Selbstbestimmung und Entscheidung des Patienten liegt, ob bestimmte medizinische Massnahmen durchgeführt werden sollen oder nicht. Ärzte haben dabei die Aufgabe, den Patienten kompetent und verständlich zu beraten, d.h. ihn über die Diagnose aufzuklären, mögliche Therapien vorzuschlagen und diese so zu erklären, dass der Betroffene fähig ist, über das für ihn stimmige weitere Vorgehen zu entscheiden. Der Autonomieanspruch eines Patienten erlischt auch dann nicht, «wenn jemand aufgrund seiner physischen, psychischen oder mentalen Verfasstheit gänzlich auf Betreuung angewiesen und nicht mehr in der Lage ist, seine Autonomie durch praktizierte Selbstbestimmung zur Geltung zu bringen» (Baumann-Hölzle & Müri, 2005, 7). In dieser Situation gilt es, nach dem in einer Patientenverfügung festgehaltenen antizipierten und mutmasslichen Willen eines Patienten zu handeln. Hier öffnet sich allerdings (analog zum Würdebegriff) das Spannungsfeld zwischen dem Anspruch auf Selbstbestimmung und tatsächlicher Autonomiefähigkeit. Der normative Autonomie-Anspruch gehört nach diesem Verständnis zum Wesen des Menschen. Er ist unantastbar und unverlierbar.

Von diesem Autonomie-Anspruch zu unterscheiden ist die funktionale Seite der Autonomie, die in der konkreten Fähigkeit zu selbstbestimmtem Handeln und Entscheiden besteht. Man kann hier von Autonomie-Fähigkeiten sprechen. Diese tatsächliche Fähigkeit zur Selbstbestimmung ist beim Menschen unterschiedlich und begrenzt vorhanden, denn unsere Entscheidungen, unser Tun und Handeln sind immer beeinflusst von verschiedenen inneren und äusseren Faktoren: von unserem momentanen emotionalen, psychischen und physischen Zustand, von unseren zwischenmenschlichen Beziehungen (Relationalität), von unserem Lebenskontext und unserer Lebensgeschichte (Kontextualität) usw. Diese Begrenztheit unserer Autonomiefähigkeit liegt in der Natur des Menschen und gilt im juristisch-medizinischen Sinn nicht als eingeschränkte Fähigkeit zur Selbstbestimmung. Vielmehr verweist die Tatsache dieser «Begrenztheit» unserer Autonomiefähigkeiten darauf, «dass Patientenautonomie Sinn und Tragfähigkeit erst durch *Relationalität* und *Kontextualität* gewinnt» (Geisler 2004, 455). Insbesondere durch

Informierte Zustimmung (informed consent)

Die informierte Zustimmung ist eine Entscheidung eines ausreichend aufgeklärten Patienten (resp. seiner Vertreter) in Bezug auf eine medizinische Behandlung und Betreuung (Einwilligung resp. Ablehnung) (SAMW 2005). Diese setzt neben Urteilsfähigkeit und Freiwilligkeit die Aufklärung über die Diagnose, die Prognose sowie Behandlungsoptionen, die empfohlene Behandlung und deren Chancen und Risiken voraus und schliesst das Bemühen um ein ausreichendes Verstehen des Patienten mit ein. Allgemein gilt, dass die Aufklärung bei schwerwiegenden medizinischen Eingriffen detaillierter erfolgen muss. Dem Patienten muss genügend Zeit für die Entscheidungsfindung eingeräumt werden und er ist über die Möglichkeit des Widerrufs seiner Zustimmung zu informieren.

den Miteinbezug des Beziehungsaspekts ins Prinzip der Patientenautonomie wird an der konkreten medizinisch-pflegerischen Alltagserfahrung angeknüpft, wonach «die gegenseitige Verwiesenheit von Arzt und Patient, die Fragilität der Autonomie und die Notwendigkeit der Autonomieförderung» (ebenda, 455) eine Realität ist, die berücksichtigt werden muss. «Eine nicht paternalistische Fürsorge erlaubt dem Kranken Möglichkeiten einer autonomen «Selbstsorge». Der Patient trifft seine Entscheidung selbst, aber nicht einsam und allein, sondern *intersubjektiv*, das heisst im Dialog oder Gespräch.

4.3 Umgang mit Wertkonflikten

Entsprechend der Bedeutung, der man Autonomie und Würde in der heutigen Gesellschaft einräumt, spielen die Wertvorstellungen des Individuums bei der Frage, wie das eigene Sterben gestaltet werden soll, eine grosse Rolle. Ein im Gesundheitswesen klassisches Beispiel, wo unterschiedliche persönliche Wertvorstellungen einander gegenüberstehen und zu einer unterschiedlichen Beurteilung einer Situation führen können, ist die Frage nach der Lebensqualität. Die Antwort auf die Frage, was (noch) lebenswert ist, wird von verschiedenen Personen unter Umständen sehr unterschiedlich beurteilt bzw. beantwortet – je nach den persönlichen Wertvorstellungen. Entsprechend können Werte miteinander

Prinzipien der Medizinethik

Vor dem Hintergrund der zunehmend komplexeren Situationen im medizinisch-pflegerischen Alltag, dem damit einhergehenden Verlust der Selbstverständlichkeit der Lebenserhaltung als oberstes und einziges Prinzip sowie dem rechtlich verbrieften Anspruch auf Selbstbestimmung der Patienten, wurden die ethischen Entscheidungsfindungssituationen sehr viel komplexer. Dazu kam, dass der Werte- und Sinnhorizont der einzelnen Patientinnen und Patienten im Kontext der pluralistischen Gesellschaft zunehmend individuell verschieden geprägt war.

Zur Orientierung im Umgang mit ethischen Dilemmasituationen und Fragen in diesem veränderten Umfeld brachten Tom Beauchamp und James Childress 1979 erstmals die sogenannten Prinzipien der biomedizinischen Ethik *(principles of biomedical ethics)* in die Diskussion ein. Es handelt sich dabei um die Prinzipien des Respekts der Autonomie des Patienten *(respect for autonomy)*, des Nicht-Schadens *(nonmaleficence)*, des Wohl-Tuns oder Gutes-Tuns genannt *(beneficence)* sowie der Gerechtigkeit *(justice)*. Diese vier Prinzipien werden heute für die systematische Bearbeitung ethischer Problemfelder ebenso herangezogen wie für die Beurteilung moralischer Dilemmata im klinischen Alltag. Der Vorteil dieser vier Prinzipien ist, dass sie allgemein verständlich, nachvollziehbar, alltagstauglich und weithin konsensfähig sind, da sie mit verschiedenen moralischen Ansätzen und Überzeugungen vereinbar sind. (Für eine ausführlichere Erläuterung der vier Prinzipien der Medizinethik siehe Maio 2009.)

in Konflikt geraten. In diesem Fall erweist es sich als schwierig oder gar unmöglich, verschiedenen, in einer bestimmten Situation relevanten Werten gleichzeitig gerecht zu werden. Für solche ethischen Probleme gibt es keine einfache Lösung. Vielmehr ist ein sorgfältiges Abwägen unumgänglich, um zu einer Entscheidung zu kommen, die in dieser bestimmten Situation angemessen und stimmig ist. Betreffen solche Wertkonflikte die Gestaltung des Sterbeprozesses eines Menschen, so sind Verfahren für den Umgang mit solchen Wertkonflikten Teil der Sterbekultur.

Ein besonderes Problem stellt sich, wenn im Sterbeprozess Betreuungs- und Entscheidungssituationen entstehen, der Betroffene aber im juristisch-medizinischen Sinne nur teilweise oder eingeschränkt autonomie- und urteilsfähig ist. Auch in diesem Fall dürfen die Betroffenen nicht einfach nach Gutdünken der Betreuenden behandelt werden. Vielmehr müssen auch hier vorgängig geäusserte Willensäusserungen (verbale wie non-verbale) ernst genommen und respektiert werden. Allerdings kann es dabei zu einem Konflikt zwischen Autonomie- und Fürsorgeprinzip kommen (siehe Kasten *Prinzipien der Medizinethik*). In einer solchen ethischen Dilemmasituation gilt es für die Betreuenden, in sorgfältiger Abwägung zu einer für den Patienten stimmigen Lösung zu kommen. Ist ein Patient überhaupt nicht mehr autonomiefähig (beispielsweise ein komatöser Patient), ist es Aufgabe und Verantwortung des Betreuungsteams, sei-

nen mutmasslichen Willen zu eruieren und nach bestem Wissen und Gewissen nach diesem zu handeln.

Für den Umgang mit Wertkonflikten wurden in den letzten Jahren zahlreiche Modelle entwickelt, die an dieser Stelle aber nicht weiter vorgestellt werden können (eine umfassende Übersicht findet sich in Baumann-Hölzle & Arn 2009).

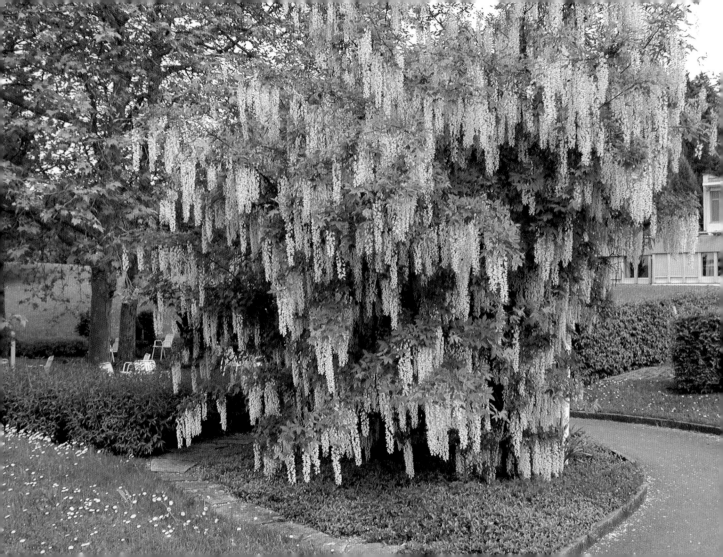

Teil 2

Abschieds- und Sterbekultur im Pflegeheim: Schwerpunkte

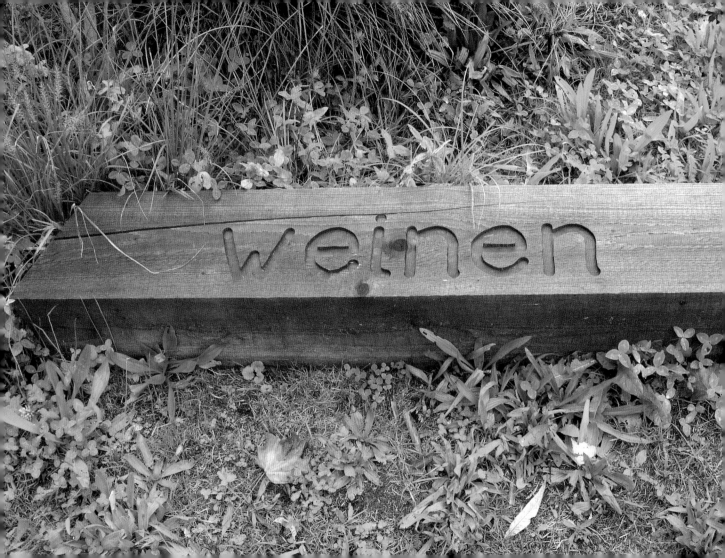

5. Der Umgang mit Suizidwünschen und Suizidbeihilfe

5.1 Das Problem

Frau M. ist 62 Jahre alt und leidet seit Jahren an Multipler Sklerose. Seit sechs Jahren muss sie im Pflegeheim betreut werden. Sie ist ganzkörperlich gelähmt und wird schon seit einiger Zeit mit einer PEG-Sonde ernährt. Sie kann sich verbal noch mitteilen, aber nur mühsam und für Aussenstehende kaum verständlich. Eines Tages äussert sie den Wunsch, dass man die PEG-Sonde abhängen und sie sterben lassen soll. Die Patientin ist einfach müde und mag nicht mehr weiterleben. Ihr Ehemann, der sie seit Jahren mitbetreut und begleitet, die drei Töchter, die Pflegenden sowie der betreuende Arzt suchen das Gespräch mit ihr. Alle Beteiligten verstehen und respektieren ihren Wunsch, dennoch fällt der Schritt schwer. Es braucht in diesem Abschiedsprozess für die Familie und die Betreuenden, die ihr sehr nahe stehen, Zeit und viele Gespräche. Schliesslich wird auf die Nahrungszufuhr durch die PEG-Sonde verzichtet. Die Pflegenden begleiten Frau M. auf ihrem Weg und betreuen sie aufmerksam. In sehr geschwächtem Zustand, aber noch in der Lage sich mitzuteilen, gibt Frau M. nach einiger Zeit zu verstehen, dass sie doch wieder ernährt werden möchte. Seither ist der Wunsch zu sterben kein Thema mehr. Für die Familie, die Pflegenden und den Arzt war es ein sehr anspruchsvoller, belastender Prozess.

Frau S., 78 Jahre alt, lebt schon seit einiger Zeit im Haus. Sie hat verschiedene Beschwerden, ihr Zustand ist aber soweit stabil. Ihr Mann kommt sie regelmässig besuchen. Eines Tages holt er sie wieder ab für ein Wochenende zu Hause. Am Montag darauf erfolgt die Meldung, dass Frau S. mit Hilfe von Exit aus dem Leben geschieden ist. Die Pflegenden sind schockiert, für sie kommt dies gänzlich unerwartet. Sie haben sich nicht einmal verabschieden können. Die Betroffenheit, aber auch Verunsicherung ist gross. Es bedarf einiger Gespräche im Team und mit der Pflegedienstleitung, um diesen Todesfall zu verarbeiten.

Herr K. ist 84-jährig und lebt seit mehreren Jahren im Pflegeheim; er ist unverheiratet und hat keine Kinder; die primären Bezugspersonen sind die Pflegenden. Über die Jahre sagt er den Pflegenden immer wieder, dass er nicht mehr mag und jetzt dann aus dem Fenster springen werde – dies jeweils unabhängig vom aktuellen Gesundheitszustand. Die Äusserungen werden immer ernst genommen, im Team rapportiert, das Gespräch mit Herrn K. gesucht; der Suizidwunsch verschwindet dann jeweils wieder für einige Zeit; er scheint mehr ein Ruf nach Zuwendung zu sein als eine konkrete Suizidabsicht. Die wiederholte Äusserung des Suizidwunsches verunsichert die Betreuenden dennoch. Als sich der Allgemeinzustand von Herrn K. verschlechtert, äussert er erneut den Suizidwunsch, diesmal verbunden mit dem Wunsch der Inanspruchnahme von Suizidbeihilfe. Der Pflegedienstleiter (eine der engsten Bezugspersonen) bespricht mit Herrn K. Schritt für Schritt, was genau geschieht, wenn er mit Suizidbeihilfe aus dem Leben scheidet. Knapp eine Woche nach diesem Gespräch zum konkreten Ablauf von Suizidbeihilfe stirbt Herr K. friedlich eines natürlichen Todes.

Diese Fallbeispiele zeigen: Das Thema Umgang mit Suizidwünschen «brennt unter den Nägeln», beschäftigt und verunsichert. Dabei gilt es klar zu unterscheiden zwischen einem Suizidwunsch und dem tatsächlichen Ausführen eines Suizids bzw. der Inanspruchnahme von Suizidbeihilfe. So sind Suizidwünsche bzw. der Wunsch zu sterben und dem Leiden und Leben, dessen man müde ist, ein Ende zu setzen, nichts Ungewöhnliches in einem Pflegeheim. Der Wunsch der Inanspruchnahme von Suizidbeihilfe hingegen geht einen Schritt weiter und ist schon sehr viel konkreter.

Sowohl der Umgang mit Suizidwünschen als auch mit Suizidbeihilfe sind heute Themen, mit denen sich ein Pflegeheim auseinandersetzen muss. Transparenz und Offenheit bezüglich dieser Themen bedeuten ein Ernstnehmen der Realität und wirken der damit oft verbundenen Verunsicherung bei allen Beteiligten entgegen. Die Ziele einer Auseinandersetzung mit diesem Thema sind dabei:

1. Vermindern der Verunsicherung durch die Vermittlung eines Grundwissens bezüglich der unterschiedlichen Formen der passiven, der indirekt aktiven und der aktiven Sterbehilfe sowie der Suizidbeihilfe. Dazu gehören unter anderem Informationen zur rechtlichen Situation in der Schweiz sowie eine Klärung verschiedener Begriffe wie beispielsweise der Unterschied zwischen aktiver und passiver Sterbehilfe. Sterbehilfe ist nicht gleich Suizidbeihilfe. Diese Unterscheidung ist immer wieder zu unterstreichen, denn im öffentlichen Diskurs und in den Medien werden diese beiden Begriffe fälschlicherweise regelmässig gleichgesetzt.

2. Ernst nehmen der Äusserung von Suizidwünschen von Bewohnerinnen und die damit häufig verbundene Verunsicherung der Betreuenden. Das bedeutet insbesondere, klar zu definieren, wie das Vorgehen aussieht, wenn eine Bewohnerin einen Suizidwunsch äussert.

3. Klären der Frage der Suizidbeihilfe in der eigenen Institution. Hierzu muss insbesondere der Umgang mit den sich daraus ergebenden Konsequenzen für die Institution sorgfältig bedacht werden. Aufbauend darauf sollten die damit verbundenen Vorgehensweisen und Abläufe klar definiert werden.

4. Information aller Betroffenen. Dies betrifft sowohl alle Mitarbeitenden, die über die hauseigene Position und Regelung sowie die damit verbundenen Vorgehensweisen und Abläufe Bescheid wissen müssen, als auch die Bewohnerinnen sowie deren Angehörige, die

die hauseigene Position und Regelung kennen sollten. Diese Haltung ist auch gegen aussen offen und klar zu kommunizieren.

5.2 Rechtliche und ethische Hintergründe

Die Themen Suizid, Suizidwünsche und Suizidbeihilfe betreffen das Selbstverständnis der Menschen im Kern. Bei der Auseinandersetzung mit dieser Thematik spielen die persönliche Haltung, der eigene Lebensentwurf und die Biographie sowie der kulturelle Hintergrund mit hinein. Es ist entscheidend, sich bei einer Auseinandersetzung mit der Thematik seiner eigenen Lebenswelt mit ihrem Lebensentwurf und Lebenskontext bewusst zu sein. Es ist hilfreich, die hinter der eigenen persönlichen Haltung stehenden Grundwerte zu erkennen und zu formulieren. Dies ist Voraussetzung für eine konstruktive, ehrliche Diskussion – gerade in Institutionen, die diesen Themen immer wieder begegnen.

Zusätzlich bedarf es eines Grundwissens über die rechtlichen und ethischen Aspekte der Suizidbeihilfe. In rechtlicher Hinsicht ist (in der Schweiz) folgender Grundsatz zentral: Das urteilsfähige Individuum hat die *Freiheit* zum Suizid, kann aber von der Gesellschaft weder Unterstützung für eine Selbsttötung noch für eine Tötung einfordern. Gemäss einem Grundsatzentscheid des Bundesgerichts (BGE 133158 vom 3. November 2006) besteht im Rahmen der organisierten Suizidbeihilfe (auch Suizidhilfe genannt) kein verfassungsrechtlicher Anspruch. Demgegenüber hat das Individuum aber das *Recht* zum Verzicht (auf lebenserhaltende Massnahmen), im Sinne eines Abwehrrechts, das respektiert werden muss (hier ist das Abwehrrecht im Sinne eines Unterlassens höher zu gewichten als der Lebensschutz).

Mit Blick auf diese rechtliche Situation ist ein Alters- und Pflegeheim in folgendem Spannungsfeld: Einerseits hat ein Heim einen öffentlich-rechtlichen Charakter, andererseits ist es der permanente, private Lebens- und Wohnraum der Bewohnerinnen. Die Frage ist demnach: Ist das Heim ein privater Raum, wo die private Freiheit zum Suizid möglich sein muss, oder kommt dem öffentlichen Charakter mehr Bedeutung zu, wo der Lebensschutz höher gewichtet wird? Da eine klare Zuordnung der Institution Heim zum privaten oder zum öffentlichen Raum nicht möglich ist, muss jede Institution selbst entscheiden, wie sie den Umgang mit Suizidbeihilfe im Haus handhaben will. Das Festlegen des Umgangs mit der Suizidbeihilfe ist Teil der jeweiligen Hauskultur.

In ethischer Hinsicht ist die Suizidbeihilfe in die (klassische) Unterscheidung zwischen passiver und aktiver Sterbehilfe eingebettet. Passive Sterbehilfe kann man auch als «Hilfe beim Sterben» umschreiben. Zur sogenannt passiven Sterbehilfe werden auch aktive Handlungen gezählt, solange es sich dabei um die Einschränkung menschlicher Verfügungsmacht über Leben und Sterben handelt. So wird beispielsweise das Abstellen eines Beatmungsgerätes – eine an sich aktive Handlung – der passiven Sterbehilfe zugeordnet. Die passive Sterbehilfe ist in der Schweiz rechtlich nicht geregelt, aber allgemein akzeptiert. Aus dieser Perspektive werden folgende Handlungen darunter verstanden:

- *Behandlungsabbruch (Einstellen einer Handlung, die bisher erbracht wurde):* Eine laufende lebenserhaltende Massnahme wird eingestellt, weil sie dem Patienten nicht mehr angemessen ist.

- *Behandlungsverzicht (Unterlassen einer Handlung):* Auf eine mögliche lebenserhaltende Massnahme wird bewusst verzichtet, weil sie dem Patienten nicht mehr angemessen ist, obwohl sie noch möglich wäre.

- *Handlung mit doppelter Wirkung:* Bei der Handlung mit doppelter Wirkung werden Schmerzmittel auch auf die Gefahr hin eingesetzt, dass sie den Sterbeprozess des Patienten beschleunigen. Diese Handlungen mit doppelter Wirkung werden auch als *indirekte* oder *indirekte aktive* Sterbehilfe bezeichnet. Solange aber Schmerzmittel mit der Absicht der Schmerzlinderung und nicht der Tötung verabreicht werden, wird der Tod dabei wie bei der passiven Sterbehilfe in Kauf genommen (keine Strafbarkeit). Entscheidend für die Strafbarkeit oder Straflosigkeit einer solchen Handlung ist also die der Handlung zugrunde liegende Absicht. Da nach wie vor aus Angst, den Patienten zu töten, vielerorts zu wenig Schmerzmittel zur Schmerzlinderung verabreicht werden, ist die Begriffsverwendung der «indirekt aktiven Sterbehilfe» für die Sterbenden nachteilig. Die Ausdrucksweise «Handlung mit doppelter Wirkung» ist denn auch neutraler und hat nicht diese negativen Konsequenzen.

Die Suizidbeihilfe ist aber nicht der passiven, sondern der aktiven Sterbehilfe zugeordnet. Dabei handelt es sich immer um eine Tötung des Sterbenden, sei dies die Selbsttötung oder die Tötung auf Verlangen. Die Selbsttötung und die Beihilfe zur Selbsttötung (Suizidbeihilfe) sind in der Schweiz rechtlich zulässig. Die Tötung auf Verlangen hingegen ist verboten:

- *Beihilfe zum Suizid:* Nach Artikel 115 des Strafgesetzbuches ist eine Person straflos, die einem suizidwilligen Menschen die Mittel zur Selbsttötung beschafft (z.B. eine tödliche Substanz zur Verfügung stellt), sofern diese Person aus uneigennützigen Motiven im Sinne eines Freundschaftsdienstes handelt.

- *Direkte aktive Sterbehilfe:* Direkte aktive Sterbehilfe ist die gezielte Tötung zur Verkürzung der Leiden eines anderen Menschen. Sie ist nach Artikel 111 (vorsätzliche Tötung), Artikel 114 (Tötung auf Verlangen) oder Artikel 113 (Totschlag) des Strafgesetzbuches strafbar.

Ein wichtiges ethisches Thema bei der Suizidbeihilfe ist auch der Freiheitsbegriff, der diesem zugrunde gelegt wird. Die ethische Legitimierung der rechtlichen Bejahung der Suizidbeihilfe beruht unter anderem auf der Idee des freien, selbstbestimmten Individuums, das auch die Freiheit zur Beendigung des eigenen Lebens haben soll. Diese Freiheit sollte aber nicht mit der Vorstellung einer völlig ungebundenen, «freien Entscheidung» verwechselt werden. Eine in diesem Sinne völlig freie Entscheidung gibt es nicht, denn jeder Mensch wird in seinen Entscheidungen und Handlungen mitbestimmt von seinem Beziehungsumfeld, dem gesamtgesellschaftlichen Klima, seiner Kultur und allenfalls Religion, der Infrastruktur, den Betreuungsmöglichkeiten etc. Handlungsfreiheit ist immer eingebettet in einen Beziehungskontext und den Kontext der Gesellschaft, in der ein Mensch lebt.

5.3 Rahmenbedingungen für den Umgang mit Suizidwünschen im Heim

Bei der Gestaltung des institutionellen Umgangs mit Suizidwünschen im Heim sind konkrete Rahmenbedingungen zu beachten. Diese betreffen insbesondere die Rolle und Verantwortung der Beteiligten im Rahmen einer Institution als Berufsperson und als Privatperson.

5.3.1 Gewissensfreiheit

Ein erster, wichtiger Aspekt ist die Gewissensfreiheit der Betreuenden. Die Schweizerische Akademie der Medizinischen Wissenschaften (SAMW) hält in ihren Richtlinien zur «Betreuung von Patientinnen und Patienten am Lebensende» zur Position und Rolle der Betreuenden fest: «Die Rolle des Arztes [und der Pflegenden] besteht bei Patienten am Lebensende darin, Symptome zu lindern und den Patienten zu begleiten. Es ist nicht seine Aufgabe, von sich aus Suizidbeihilfe anzubieten, sondern er ist im Gegenteil dazu verpflichtet, allfälligen Suizidwünschen zugrunde liegende Leiden nach Möglichkeit zu lindern. Trotzdem kann am Lebensende in einer für den Betroffenen unerträglichen Situation der Wunsch nach Suizidbeihilfe entstehen und dauerhaft bestehen bleiben. In dieser Grenzsituation kann für den

Urteilsfähigkeit

Urteilsfähigkeit ist Voraussetzung für die Rechtmässigkeit einer Einwilligung (SAMW 2005). Sie wird für die konkrete Situation und für die konkrete Handlung (Einwilligung) beurteilt. Sie setzt einerseits die Fähigkeit des Einwilligenden voraus, die Realität wahrzunehmen und sich Urteil und Wille zu bilden (Erkenntnisfähigkeit), andererseits die Fähigkeit, dem Willen entsprechend zu handeln (Steuerungsfähigkeit). Es gibt keine schematischen Lösungen.

Grundsätzlich wird Urteilsfähigkeit vermutet. Bestehen aber Zweifel, können nachfolgende Kriterien helfen, die Urteilsfähigkeit festzustellen:

- die Fähigkeit, Information in Bezug auf die zu fällende Entscheidung zu verstehen;

- die Fähigkeit, die Situation und die Konsequenzen, die sich aus alternativen Möglichkeiten ergeben, richtig abzuwägen;

- die Fähigkeit, die erhaltene Information im Kontext eines kohärenten Wertsystems rational zu gewichten;

- die Fähigkeit, die eigene Wahl zu äussern.

Urteilsunfähige werden nach Natur und Ursprung der Urteilsunfähigkeit in zwei Gruppen geteilt:

- *Genuine resp. ursprüngliche Urteilsunfähigkeit:* Es handelt sich hier um Patienten, die seit Geburt nicht fähig waren, einen eingriffsrelevanten Willen zu bilden (z.B. Kleinkinder, geistig schwerst behinderte Menschen);

- *erworbene resp. nachträgliche Urteilsunfähigkeit:* Bei der nachträglichen Urteilsunfähigkeit handelt es sich um Patienten, die eine früher einmal vorhandene Urteilsfähigkeit verloren haben.

Weiter wird zwischen vorübergehender (z.B. unfallbedingte Bewusstlosigkeit) und dauernder (z.B. aufgrund einer neurodegenerativen Krankheit) Urteilsunfähigkeit unterschieden.

Arzt [und für Pflegende] ein schwer lösbarer Konflikt entstehen. Auf der einen Seite ist die Beihilfe zum Suizid nicht Teil der ärztlichen [und pflegerischen] Tätigkeit, weil sie den Zielen der Medizin [und der Pflege] widerspricht. Auf der anderen Seite ist die Achtung des Patientenwillens grundlegend für die Arzt-[Pflege-]Patienten-Beziehung» (SAMW 2004, 6). Tritt also eine Bewohnerin an den Arzt mit der Bitte um Suizidbeihilfe heran, erfordert dies «eine persönliche Gewissensentscheidung» des Arztes. Die Entscheidung, im Einzelfall Beihilfe zum Suizid zu leisten, ist als solche zu respektieren. In jedem Fall hat der Arzt [und Pflegende] das Recht, Suizidbeihilfe abzulehnen. […] Die Tötung eines Patienten ist vom Arzt auch bei ernsthaftem und eindringlichem Verlangen abzulehnen. Tötung auf Verlangen ist nach Art. 114 Strafgesetzbuch strafbar» (SAMW 2004, 6).

Ein Weg, diesem Konflikt grundsätzlich auszuweichen, ist das Verbot der Suizidbeihilfe in einem Heim. Legt eine Institution klar fest, dass Suizidbeihilfe in ihrem Haus nicht möglich ist, muss eine Person aus der Institution austreten, um Suizidbeihilfe in Anspruch zu nehmen. Wie in einer solchen Situation vorzugehen und der Austritt zu gestalten ist, ist verbindlich festzulegen. Wird hingegen die Suizidbeihilfe zugelassen, gilt es auch in diesem Fall, das jeweilige Vorgehen genau zu definieren. Dies betrifft Aspekte wie Kommunikation, Betreuung und Begleitung von Mitarbeitenden, Mitbewohne-

rinnen und Angehörigen. Gesetzlich vorgeschrieben ist zudem, dass ein Todeseintritt nach Beihilfe zum Suizid als nicht-natürlicher Todesfall den Untersuchungsbehörden zur Abklärung gemeldet werden muss und der Arzt, der die Beihilfe zum Suizid geleistet hat, den Totenschein nicht selbst ausfüllen darf.

Vorgesetzte können ihren Mitarbeitenden die Beihilfe zum Suizid verbieten, können von ihnen umgekehrt die Mitwirkung dazu auch nicht verlangen. Der Hintergrund eines Suizidwunsches in einem Heim ist insofern abzuklären, als zu fragen ist, ob dieser aufgrund von Versäumnissen in der medizinischen und/oder pflegerischen Behandlung und Betreuung entstanden ist und diesbezüglich gegenüber der Bewohnerin Handlungsbedarf besteht.

5.3.2 Voraussetzungen für die Inanspruchnahme von Suizidbeihilfe

Damit Suizidbeihilfe überhaupt von einer Person in Anspruch genommen werden kann bzw. ein Arzt ein Rezept für das zum Tode führende Medikament ausstellen darf, müssen verschiedene Voraussetzungen erfüllt und dahingehende Abklärungen vorgenommen worden sein. An erster Stelle steht dabei die Urteilsfähigkeit der suizidwilligen Person, die zweifelsfrei gegeben sein muss (s. Kasten «Urteilsfähigkeit»). Die Urteilsfähigkeit wird im Hinblick auf eine bestimmte Handlung abgeschätzt, und zwar im Zusammenhang mit dem Komplexitätsgrad dieser Handlung. Sie muss zudem im Moment des Entscheides vorhanden sein.

Neben der Urteilsfähigkeit muss auch der Grund für den Suizidwunsch abgeklärt werden. Folgende Punkte gilt es dabei zu beachten:

- Der Suizidwunsch muss das Resultat einer längeren Auseinandersetzung sein und darf nicht nur einer momentanen Stimmung oder Situation entspringen (z.B. akute Lebenskrise). Dies muss von einer unabhängigen Drittperson überprüft und bestätigt werden.

- Es muss zweifelsfrei ausgeschlossen werden, dass der Suizidwunsch Ausdruck / Begleiterscheinung einer psychischen oder einer somatischen Erkrankung ist.

- Ebenso muss zweifelsfrei ausgeschlossen werden können, dass der Suizidwunsch auf äusseren Druck entstanden ist.

- Alternative Möglichkeiten der Hilfestellung im umfassenden Sinn (medizinisch-pflegerische, soziale, seelische und allenfalls spirituelle Betreuung) wurden erörtert und, soweit gewünscht, auch eingesetzt (Sicherstellung, dass der Grund des Suizidwunsches nicht in mangelnder Betreuung liegt).

Handelt es sich bei der suizidwilligen Person um einen schwersterkrankten Menschen, so sollte sie darüber informiert werden, dass als Alternative zur Inanspruchnahme von Suizidbeihilfe auch die Möglichkeit des Verzichts auf Flüssigkeit und Nahrung besteht, was ebenfalls innert relativ kurzer Zeit zum Tod führt. Gerade in solchen Situationen ist zu beachten, dass das Unterlassen oder Nicht-Weiterführen lebenserhaltender Massnahmen und Therapien ebenso zum Tod führt wie Suizidbeihilfe. Dennoch wird der Prozess in der Regel ganz anders erlebt. So macht es einen Unterschied, ob auf (weitere) therapeutische Intervention verzichtet und der Tod als Folge dieses Verzichts in Kauf genommen wird oder ob der Tod mit einer aktiven Handlung (Inanspruchnahme von Suizidbeihilfe) herbeigeführt wird. Dieser Unterschied im Erleben und der Umgang damit muss in einer Institution, welche Suizidbeihilfe erlaubt, thematisiert und ernst genommen werden.

Rein vom Gesetz her ist zu beachten, dass eine zum Tode führende Erkrankung der suizidwilligen Person keine Voraussetzung für die Inanspruchnahme von Suizidbeihilfe ist. Die Schweizerische Akademie der Medizinischen Wissenschaften (SAMW 2004) hält aber in ihren Richtlinien fest, dass die Erkrankung der suizidwilligen Person die Annahme rechtfertigen muss, dass das Lebensende nahe ist. Die Sterbehilfeorganisation EXIT hat in ihren Statuten (Art. 2) festgeschrieben, dass «hoffnungslose Prognose, unerträgliche Beschwerden oder unzumutbare Behinderung» Bedingung sind für eine Freitodbegleitung durch die Organisation.

Wird die Möglichkeit der Suizidbeihilfe schliesslich von einer suizidwilligen Person in Anspruch genommen, ist es juristisch entscheidend, dass der letzte Akt der zum Tode führenden Handlung in jedem Fall durch den Patienten selbst durchgeführt wird.

5.4 Festlegung des institutionsinternen Vorgehens im Umgang mit Suizidwünschen

5.4.1 Grundhaltung

Bei der Regelung des institutionsinternen Umgangs mit Suizidwünschen und Suizidbeihilfe sollte eine Institution angesichts der ethischen, rechtlichen und berufsständischen Rahmenbedingungen von folgender Grundhaltung ausgehen:

- *Es steht uns nicht an, das Leiden eines betroffenen Menschen zu beurteilen.* Wie auch immer sich eine Institution oder jemand persönlich zur Frage von Suizid und Suizidbeihilfe stellt, in keinem Fall steht es uns an, das Leiden eines betroffenen Menschen zu beurteilen. Ein Suizidwunsch mag für uns vor dem Hintergrund des Leidens eines Menschen nachvollziehbar sein oder

nicht. Dies definiert aber nicht unseren Umgang mit dem geäusserten Wunsch.

- *Wenn ein Mensch einen Suizidwunsch äussert, müssen wir ihn in jedem Fall ernst nehmen und diesen Wunsch respektieren.* Unsere Rolle und Verantwortung als betreuende Berufspersonen im Gesundheitswesen wie auch als öffentliche Institution verpflichtet uns aber, die möglichen Ursachen und Gründe dafür sorgfältig abzuklären.

- *Wir sind verpflichtet zu sorgfältiger Abklärung sowie zu umfassender, ganzheitlicher Betreuung und einem Ausschöpfen aller betreuerischen Mittel.* Fragen, die wir uns stellen sollten, sind: Gibt es psychische (z. B. Depression), physische (z. B. Schmerzen), spirituelle und/oder soziale (z. B. das Gefühl, eine Last für die Angehörigen zu sein) Gründe für den Suizidwunsch? Die betreuerischen Mittel umfassen dabei auch Gespräche und Seelsorge. Die Entscheidung eines Menschen, Suizidbeihilfe in Anspruch zu nehmen, sollte niemals seinen Grund darin haben, dass er nicht genügend betreut wurde (pflegerisch, medizinisch, seelsorgerisch, psychisch, sozial).

- *Wir müssen zu einem gesellschaftlichen Klima beitragen, das alte und kranke Menschen nicht als Belastung ansieht.* Auf einer übergeordneten gesellschaftlichen Ebene ist es Aufgabe, Verantwortung und Pflicht für Betreuende im Gesundheitswesen wie auch als Institution in diesem Bereich zu gewährleisten, dass alte, kranke, leidende und sterbende Menschen umfassend betreut und begleitet werden. Auch ist entschieden einem gesellschaftlichen Klima entgegenzutreten, das alten, kranken, leidenden und sterbenden Menschen das Gefühl gibt, nur noch eine (unzumutbare) Belastung bzw. wertlos zu sein. Kein Mensch soll sich zum Suizid gedrängt fühlen aufgrund gesellschaftlicher Zwänge, Erwartungen oder Vorstellungen oder unter dem Druck seines nächsten Umfeldes/der Angehörigen.

5.4.2 Eine Regelung finden – das Beispiel Bethesda

Wie kann eine Institution das Vorgehen im Umgang mit Suizidwünschen konkret festlegen? Die Antwort auf diese Frage hängt von vielen Faktoren ab, die sich je nach Art und Kultur der Institution unterscheiden. Nachfolgend wird am Beispiel des Bethesda ein möglicher Weg erläutert, wie eine Institution zu einer Regelung der Suizidbeihilfe kommen kann. Allgemeine Hinweise werden in grau unterlegten Kästen vorgestellt.

Ausgangslage der Diskussion im konkreten Fall ist, dass im Bethesda selbst keine Suizidbeihilfe in Anspruch genommen und geleistet werden darf. Dieses Verbot der Inanspruchnahme von Suizidbeihilfe in der Institution ist von der übergeordneten Gesamtleitung der Bethesda-Unternehmensgruppe vorgegeben. Wer Suizidbeihilfe in Anspruch nehmen will, muss aus der Institution austreten. Diese Position wird (und ist) im Bethesda immer wieder debattiert, in ihrer Klarheit aber auch begrüsst und von manchen als Erleichterung erlebt.

Für den Umgang mit Suizidwünschen hat das Bethesda eine interdisziplinär zusammengesetzte, von einer Ethikerin geleitete Arbeitsgruppe eingesetzt, die das Thema Suizidbeihilfe für ihre Institution gemäss einer zu Beginn festgelegten Vorgehensweise abgehandelt hat (s. Kasten «Vorgehen»).

Ausgangs- und Anknüpfungspunkt für die interdisziplinär zusammengesetzte Arbeitsgruppe im Bethesda waren konkrete Erfahrungen und Situationen, die in Ausgangsfragen gefasst waren (s. Kasten «Ausgangsfragen»). Dabei wurden insbesondere folgende Fragen besprochen:

1. In welchen Situationen treffen Mitarbeitende auf einen Sterbe- oder einen Suizidwunsch? Und wie wird er geäussert?

2. Wie ist die Reaktion auf diesen Wunsch?

3. Wie wird bei einer konkreten Forderung nach Suizidbeihilfe damit umgegangen?

Interdisziplinäre Arbeitsgruppe «Umgang mit Suizidwünschen» – Vorgehen:

- Vorstellungsrunde und kurzer Erfahrungsaustausch im Rahmen der Arbeitsgruppe als Einstieg ins Thema

- Sachinformation zum Thema

- Literaturstudium (siehe dazu Literaturangaben am Schluss dieses Kapitels)

- Sammeln und Auswertung konkreter Erfahrungen im Zusammenhang mit Suizidwünschen und Suizidbeihilfe und des bisherigen Umgangs damit in der eigenen Institution

- Definition des Umgangs mit Suizidwünschen auf gesamtinstitutioneller Ebene («Position des Bethesda zum Umgang mit Suizidwünschen») sowie im konkreten Einzelfall («Wenn ein Mensch sagt, dass er nicht mehr leben will – Wie wir vorgehen, wenn jemand den Wunsch zu sterben äussert»)

Suizidbeihilfe in Ihrer Institution – Ausgangsfragen

- Wurde das Thema Suizidwünsche und Suizidbeihilfe in Ihrer Institution schon einmal bewusst thematisiert und offen diskutiert?

- Wie stehen Sie ganz persönlich, als Privatperson und Mensch, zum Thema Suizid und Suizidbeihilfe? Welche Einstellung dazu haben Sie als Berufsperson?

- Welche Erfahrung haben Sie bisher gemacht im Zusammenhang mit Suizidwünschen?

- Ist Suizidbeihilfe in Ihrer Institution erlaubt? Wenn ja, haben Sie schon Erfahrungen damit gemacht? Wenn ja, welche?

- Kennen Sie den Unterschied zwischen aktiver und passiver Sterbehilfe und fühlen Sie sich für Ihren Alltag ausreichend informiert über die diesbezüglichen gesetzlichen Grundlagen in der Schweiz?

- Gibt es eine klare, allen bekannte und zugängliche Position Ihrer Institution zum Thema der Suizidbeihilfe? Wenn ja, ist diese den Mitarbeitenden, Bewohnerinnen und Angehörigen bekannt?

- Verfügt Ihre Institution über ein allen Mitarbeitenden oder zumindest den Betreuenden bekanntes und klar definiertes Vorgehen im Zusammenhang mit Suizidwünschen und Suizidbeihilfe? Wenn ja, welche Erfahrungen haben Sie damit bisher gemacht? Wenn nein, wie gehen Sie konkret im Alltag damit um, wenn eine Bewohnerin einen Suizidwunsch äussert?

- Gibt es etwas, das Sie sich konkret wünschen würden für den Betreuungsalltag im Zusammenhang mit Suizidwünschen und Suizidbeihilfe?

Zum ersten Punkt wurden konkrete Aussagen und die zuweilen damit einhergehenden indirekten Signale (nachfolgend in Klammern) gesammelt. Dies ergab folgende Übersicht:

- *«Ich will nicht mehr leben.»* (Essensverweigerung / Appetitlosigkeit)

- *«Ich mag nicht mehr.»* (Teilnahmslosigkeit, Interesselosigkeit, Apathie)

- *«Ich möchte endlich gehen können.»* (Abtasten mit einer unverbindlichen Frage des Patienten, z. B.: Was denken Sie über Exit?)

- *«Ich habe alles gelebt, was soll ich jetzt noch …?»* (Verfassen des Testaments)

- *«Ich bin ja zu nichts mehr nütze …»* (Ein Ausweis oder ein Buch, der auf Suizidwunsch hinweist, wird liegen gelassen)

- *«Können Sie mir nicht einfach eine Spritze geben …?»*

- *«Ich möchte Exit anfordern.»*

Diese Äusserungen oder Signale sind dabei jeweils in einen Kontext gebettet, der im Rahmen der Beantwortung der ersten Frage ebenfalls erfasst wurde. Kontextbedingte Faktoren sind:

- Verlust an Selbständigkeit, Verlust bestimmter Fähigkeiten;

- Schmerzen;

- Tod der Partnerin / des Partners;

- Tod einer nahestehenden Mitbewohnerin;

- finanzieller Druck (Finanzierung des Pflegeheimaufenthalts);

- sozialer Druck (z. B. durch Familie / Angehörige, gesellschaftliche Wertvorstellungen);

- akute Verschlechterung des Gesundheitszustandes;

- Therapieresistenz;

- Gefühl der Sinnlosigkeit, Perspektivenlosigkeit;

- Einsamkeit, Verlassenheitsgefühl;

- Gefühl der Hilflosigkeit / Abhängigkeit;

- Depressionen, Krisen im Umfeld;

- medizinische Diagnose;

- Heimeintritt;

- Einfluss von aussen z. B. durch Fernsehsendungen.

In einem zweiten Schritt wurde die Reaktion auf diesen Wunsch von Seiten der Mitarbeitenden festgehalten – was natürlich auch von der Art der Äusserung des Suizidwunsches abhängig war, beispielsweise, ob jemand den Wunsch mündlich geäussert hat oder nur sein Verhalten darauf hinweist (z. B. nicht mehr essen und trinken). Typische Reaktionen waren:

- Das Gespräch suchen mit der Bewohnerin: aufs Thema eingehen und aktiv zuhören, nachfragen (unter anderem: Mit wem wurde schon darüber gesprochen? Wieweit hat die Person schon darüber reflektiert bzw. tiefer darüber nachgedacht? Was ist die Erwartung an die Pflegepersonen?).

- Das Gespräch suchen mit Angehörigen, Bezugspersonen und dem betreuenden Arzt.

- Abklären: Wurde der Wunsch schon früher einmal geäussert oder sogar schon mehrfach? Gibt es allenfalls eine entsprechende Verfügung? Ist der Wunsch situativ bedingt oder schon über eine längere Zeit ge-

wachsen bzw. herangereift? Gibt es somatische oder psychische Gründe?

- Hilfe anbieten und begleiten (z. B. in der Trauer um Partnerverlust).

- Interdisziplinäre Zusammenarbeit suchen z. B. Einbezug der Seelsorge oder Aktivierungstherapie: Weiteres Vorgehen gemeinsam besprechen und planen: Was kann man tun, um das Leben des/der Betreffenden wieder lebenswert(er) zu machen?

Im dritten Schritt schliesslich sind die Reaktionen auf konkret geäusserte Forderungen nach Suizidbeihilfe gesammelt worden:

- Zuhören, ernst nehmen und wieder nachfragen (siehe oben).

- Kontakt und Gespräche mit Angehörigen, Bezugspersonen und dem Arzt führen.

- Gedanklich mit der Bewohnerin konkret durchspielen, wie der Ablauf bei Inanspruchnahme von Suizidbeihilfe aussehen würde.

- Information, dass Suizidbeihilfe im Haus nicht möglich ist, d. h. einen Austritt bedingt; erläutern, was das konkret nach sich zieht und wie auch die rechtliche Situation aussieht (Antwort auf die Frage: «Geben Sie mir doch einfach ein Mittel.»).

- Interdisziplinäres Gespräch mit Bewohnerin, Angehörigen, Betreuenden führen.

- Konkrete Unterstützung ablehnen, aber weitere Fachpersonen beiziehen.

Der mit dem Sammeln dieser Informationen verbundene Austausch von Erfahrungen innerhalb der Arbeitsgruppe zeigte, dass ein Sterbe- oder ein Suizidwunsch zuerst einmal Verunsicherung auslöst. Gleichzeitig wurde deutlich, dass bereits konkrete Handlungsoptionen bestehen und genutzt werden. Aus diesem Erfahrungsaustausch wurden von der Arbeitsgruppe dann folgende Grundsätze formuliert:

- Sterbe- und Suizidwünsche sind kein Tabu im Haus; sie dürfen sein, werden gehört, respektiert und ernst genommen.

- Ein individuelles Eingehen auf die Bewohnerin und ihre konkrete Situationen ist unabdingbar.

- Niemand wird auf seinem Weg / in seinem Sterben allein gelassen.

- Die Ambivalenz der Problematik liegt darin, dass man Suizidwünsche im Sinne einer optimalen Betreuung einerseits vermeiden möchte bzw. wünscht, dass sie gar nicht aufkommen müssen, andererseits sollen sie sein dürfen, an- und ausgesprochen werden dürfen.

- Das offene Gespräch im Zusammenhang mit Suizidwünschen und die Information darüber, was im Rahmen des Hauses möglich ist und was nicht, gehört dazu.

Basierend auf diesem Fazit sowie der Vision zur Abschieds- und Sterbekultur im Haus definierte die Arbeitsgruppe schliesslich ein klares Vorgehen bezüglich des Umgangs mit Sterbe- und Suizidwünschen. So soll sichergestellt werden, dass man auf die Äusserung eines Suizidwunsches und die Auseinandersetzung damit im Sinne einer Hauskultur vorbereitet ist, unabhängig vom Engagement einzelner Betreuender (das unverzichtbar wertvoll und wichtig ist und bleibt).

Entscheidendes Kriterium für das zu definierende Vorgehen war seine Niederschwelligkeit und Alltagstauglichkeit. Um dies sicherzustellen, wurde die Erstfassung des Schemas bei den Mitarbeitenden aller Wohnbereiche vorgestellt. So hatte jedes Team die Gelegenheit, Erfahrungen und Gedanken zu den Themen Suizid- und Sterbewünsche auszutauschen oder einen konkreten, aktuellen Fall zu besprechen, was sehr geschätzt wurde. Dies ergab dann auch wichtige, am Betreuungsalltag orientierte Korrekturen und Ergänzungen der Erstfassung des Vorgehens durch die Mitarbeitenden an der Basis. So wurde beispielsweise festgehalten, dass ein Sterbewunsch nicht mit einem Suizidwunsch gleichgesetzt werden kann. Viele Menschen im Pflegeheim kommen irgendwann einmal an den Punkt, an dem sie nicht mehr weiter leben mögen, am liebsten sterben möchten. Im Sinne einer aktiven Handlung Hand an sich zu legen, also drastisch gesprochen, sich selber zu töten, ist aber für die wenigsten ein Thema. Manche Änderungen betrafen auch nur die Formulierung und die Wortwahl, deren Bedeutung jedoch nicht zu unterschätzen war.

Nach der Ausformulierung der Endfassung des Vorgehensschemas (siehe Anhang) wurde dieses im Rahmen zweier Schulungsnachmittage den Mitarbeitenden vorgestellt. Dabei wurden auch Grundinformationen zum Thema Sterbehilfe allgemein und Suizidbeihilfe insbesondere vermittelt. Die Mitarbeitenden stellten in Gruppen Fragen zum Thema zusammen, welche die Basis für eine kritische und offene Diskussion des Themas im Plenum bildeten.

5.4.3 Formulieren einer eigenen Position zum Thema der Suizidbeihilfe

Mit dem Erstellen eines Vorgehensschemas für den Umgang mit Suizidwünschen war die institutsinterne Auseinandersetzung mit dem Thema Suizidbeihilfe noch nicht abgeschlossen. Grund dafür war das von der Gesamtleitung der Bethesda-Gruppe vorgegebene Verbot der Suizidbeihilfe in allen Bethesda-Institutionen. Im Rahmen der Arbeit am Verfahren zum Umgang mit Suizidwünschen wurde immer deutlicher, dass das «nackte» Verbot der Suizidbeihilfe zur Differenziertheit des Verfahrens und zum tatsächlichen Umgang mit Suizidwünschen in der Institution nicht adäquat war. So drängte sich die Formulierung einer differenzierten Stellungnahme der Institution zum Thema Suizidbeihilfe auf – nicht nur für den internen Gebrauch, sondern auch für die öffentliche Kommunikation.

Die Position wurde gemeinsam von der Leitung des Bethesda und der Projektleitung von Dialog Ethik formuliert. Die Stellungnahme wurde hausintern sehr begrüsst und auch von Personen, welche dem Verbot kritisch gegenüberstanden, positiv aufgenommen. Nicht zuletzt konnte man mit dieser sorgfältig formulierten, differenzierten Position auch kritischen Bewohnerinnen, Angehörigen und weiteren Aussenstehenden gegenübertreten.

Die Position des Bethesda (siehe Anhang) steht für einen Mittelweg im Umgang mit Suizidbeihilfe. So nimmt einerseits die Option, durch Verzicht auf Nahrung und Flüssigkeit und/oder dem Einstellen gewisser lebenserhaltender therapeutischer Massnahmen aus dem Leben scheiden zu konnen, den Sterbewunsch eines Menschen ernst und zeigt eine konkrete Möglichkeit auf, wie ein kranker und leidender Mensch sein Leben aufgrund einer bewussten Entscheidung würdig und unter bestmöglicher palliativer Begleitung und Betreuung beenden kann. Andererseits lässt diese Option Raum für einen allfälligen Meinungsumschwung. Zentral für das Bethesda war die Betonung und Hervorhebung des eigentlichen Auftrags: der Begleitung und bestmöglichen Betreuung bis zum Schluss – in jedem Fall.

Die allgemeinen Geschäftsbedingungen des Bethesda, in der auch festgehalten ist, dass eine Inanspruchnahme von Suizidbeihilfe im Haus nicht möglich ist, wurde mit dem Hinweis auf das Positionspapier ergänzt. Man sieht aber davon ab, das Positionspapier den Vertragsdokumenten beizulegen, um keine Gefühle zu verletzen oder allenfalls Ängste hervorzurufen.

Nachfolgende **Abbildung 1** zeigt zusammenfassend, wie das Schema des Vorgehens und das Positionspapier des Bethesda in die verschiedenen Kontexte bzw. Ebenen eingepasst sind. Im Kasten sind schliesslich die wichtigsten Punkte zusammengestellt, die eine Institution im Hinblick auf den Umgang mit Suizidbeihilfe regeln sollte.

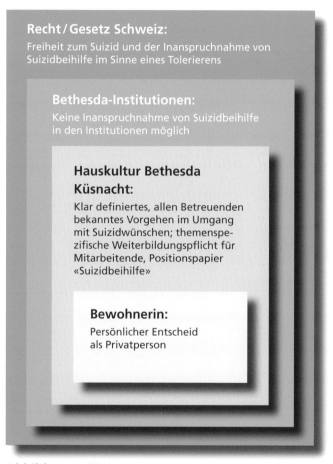

Recht / Gesetz Schweiz:
Freiheit zum Suizid und der Inanspruchnahme von Suizidbeihilfe im Sinne eines Tolerierens

Bethesda-Institutionen:
Keine Inanspruchnahme von Suizidbeihilfe in den Institutionen möglich

Hauskultur Bethesda Küsnacht:
Klar definiertes, allen Betreuenden bekanntes Vorgehen im Umgang mit Suizidwünschen; themenspezifische Weiterbildungspflicht für Mitarbeitende, Positionspapier «Suizidbeihilfe»

Bewohnerin:
Persönlicher Entscheid als Privatperson

Abbildung 1: Einbettung der Suizidbeihilfe in die verschiedenen Ebenen der gesellschaftlichen Organisation.

Suizidbeihilfe in der Institution ist verboten:

- Verbot der Suizidbeihilfe im Haus in einer sorgfältig reflektierten und differenzierten eigenen Position des Hauses zum Thema darlegen.

- Die damit verbundenen Konsequenzen klar kommunizieren.

- Möglichkeiten / Alternativen im Haus aufzeigen.

- Vorgehensweisen, Abläufe, Verantwortlichkeiten und Zuständigkeiten im Zusammenhang mit einem Suizidwunsch im Haus klar definieren.

- Offenheit, Ehrlichkeit und Transparenz im Umgang mit dem Thema vorleben und fördern.

Suizidbeihilfe in der Institution ist erlaubt:

- Erlaubnis der Suizidbeihilfe im Haus in einer sorgfältig reflektierten und differenzierten eigenen Position des Hauses zum Thema darlegen.

- Vorgehensweisen, Abläufe, Verantwortlichkeiten und Zuständigkeiten im Zusammenhang mit Suizidbeihilfe im Haus klar definieren.

- Gute Begleitung und Nachbetreuung des betroffenen Betreuungsteams sowie Mitbewohnerinnen auf diese Situation vorbereiten.

- Offenheit, Ehrlichkeit und Transparenz im Umgang mit dem Thema vorleben und fördern.

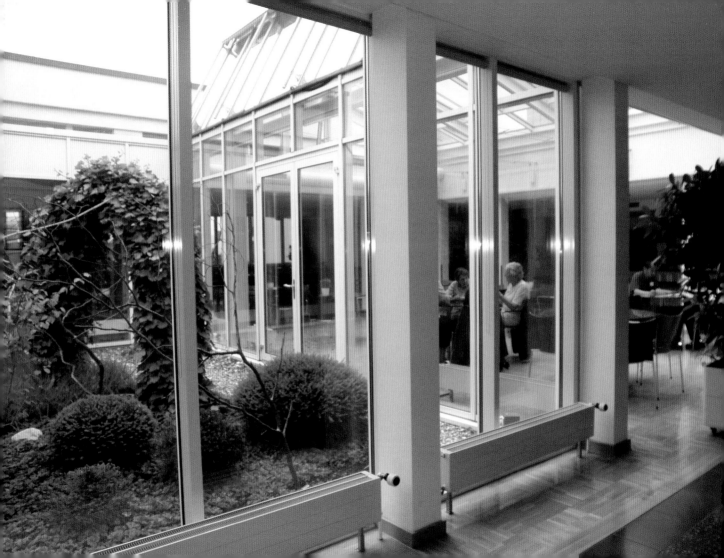

6. Der Umgang mit Patientenverfügungen

6.1 Das Problem

Herr F., 86-jährig, mit einer mittelschwer fortgeschrittenen Demenz, hat in seiner Patientenverfügung klar festgehalten, dass er auf keinen Fall je in ein Pflegeheim will, sondern bis zuletzt zu Hause bleiben und wenn nötig auch dort gepflegt werden will. Bisher hat Herr F. noch zu Hause gelebt, was dank der Unterstützung durch die Spitex möglich war. Nach einem schweren Sturz und einem damit verbundenen längeren Spitalaufenthalt erholt Herr K. sich nur sehr langsam, er ist auf den Rollstuhl angewiesen und seine Verwirrtheit hat stark zugenommen. Bald wird klar, dass die Betreuung durch die Spitex zu Hause nicht mehr ausreichen wird. Seine Frau aber vermag die zusätzlichen Betreuungsaufgaben auch nicht zu übernehmen, dafür reicht ihre Kraft nicht mehr aus. Die Kinder des Ehepaars wohnen beide nicht in der Nähe und sind deshalb auch nicht in der Lage, Unterstützung anzubieten. Es bleibt nur der Eintritt ins Pflegeheim. Die Ehefrau und die Kinder tun sich sehr schwer mit diesem Schritt und kämpfen mit Schuldgefühlen – schliesslich kennen sie den Wunsch ihres Ehemanns und Vaters, niemals an einen solchen Ort gehen zu müssen. Obwohl Herr K. in seiner Patientenverfügung klar festgehalten hat, dass er bis zuletzt zu Hause bleiben wolle, konnte dieser Patientenwille

nicht berücksichtigt werden, weil er ein Verfügen über die anderen Familienmitglieder mit einschloss, das er nicht einfordern konnte und zudem in diesem Fall auch gar nicht möglich war.

Herr S. hielt vor 12 Jahren in einer Patientenverfügung fest, dass er, falls er dement würde, bei Komplikationen keine lebensverlängernden Massnahmen wünsche. Seit einigen Jahren ist Herr S. mittelschwer dement. Nun ist er an einer Lungenentzündung erkrankt. Aufgrund der Patientenverfügung stellen sich zwei zentrale Fragen: Was war mit den sogenannten «lebensverlängernden Massnahmen» gemeint? Verband Herr S. damals damit den Gedanken an eine Chemotherapie im Falle einer Krebserkrankung oder dachte er an eine intensivmedizinische Intervention (Stichwort «nicht an den Schläuchen hängen müssen») oder war auch die Verabreichung von Antibiotika bei einer Lungenentzündung mitgemeint? Herr S. kann dazu nicht mehr befragt werden. Der betreuende Arzt und das Pflegeteam halten aber übereinstimmend fest, dass Herr S. bis zu seiner Erkrankung das Leben durchaus noch zu geniessen schien: So ass er immer mit grossem Appetit, wirkte zufrieden und gab oft alte Kinderlieder zum Besten. Waren dies nicht Zeichen, dass er sich mit dem damals vor 12 Jahren nur als Schreckensszenario vorgestellten Leben mit Demenz durchaus arrangiert hatte und sich wohl fühlte? War der offen-

sichtliche Lebenswille nicht stärker zu gewichten als eine relativ weit zurückliegende, in der Formulierung zudem nicht eindeutige Willensäusserung?

Immer öfter sprechen heute Ärztinnen und Ärzte oder Betreuende in Pflege- und Altersheimen das Thema Patientenverfügungen an. Patientenverfügungen werden in den Medien diskutiert und von Patientenorganisationen empfohlen. Oft begegnet man aber im Zusammenhang mit Patientenverfügungen Unsicherheit oder auch schlicht falschen Annahmen aufgrund von unvollständigem oder fehlendem Wissen. Eine Institution im Gesundheits- und Sozialwesen sollte heute definieren, wie der Umgang mit Patientenverfügungen in ihrem Haus geregelt sein soll. Zudem sollte das Personal mit den wichtigsten Grundinformationen vertraut sein.

Eine Patientenverfügung gibt den Willen einer Person zu bestimmten medizinisch-pflegerischen Fragen wieder, wenn sich diese nicht mehr selbst dazu äussern kann. Je nach Ausführlichkeit gibt sie Anhaltspunkte, wie ein Mensch über das Leben und sein Sterben denkt und was ihm in Bezug auf die Gestaltung des Lebensendes wichtig ist. Das Ausfüllen oder Verfassen einer Patientenverfügung bedingt eine Auseinandersetzung mit der eigenen Endlichkeit, die nicht immer einfach ist, aber letztlich hilfreich sein kann. Eine Patientenverfügung vermittelt oft Sicherheit durch das Wissen, dereinst nicht gegen den eigenen Willen völlig ohnmächtig und

ausgeliefert zu sein. Es besteht aber das Problem, dass die konkrete Situation durch die Patientenverfügung oftmals nur ungenügend erfasst wird und/oder auch erfasst werden kann. Dann stellt sich die Frage, wie man mit der Verfügung umgehen soll.

Jede Patientenverfügung enthält zudem einen Teil, in dem Bezugspersonen angegeben werden können. Es ist sinnvoll und wichtig, mit diesen Personen das Gespräch zu suchen, damit diese wissen, was die bzw. der Betreffende denkt, so dass sie dereinst wirklich in ihrem oder seinem Sinn sprechen und ihren bzw. seinen Willen darlegen können. Doch nicht immer werden solche Gespräche geführt, so dass die Angehörigen nur ungenau über den mutmasslichen Willen des Betroffenen informiert sind.

Liegt eine Patientenverfügung vor, so entlastet bzw. unterstützt dies in der Regel das behandelnde Team und die Angehörigen in zumeist schwierigen, existenziellen Entscheidungsfindungssituationen. Dennoch können die oben dargestellten Probleme auftreten. Aus diesem Grund sollten sich Institutionen Gedanken über den Umgang mit Patientenverfügungen machen.

Normative Ebene (SOLLEN):

Anspruch auf Würde und Autonomie des Patienten/der Patientin

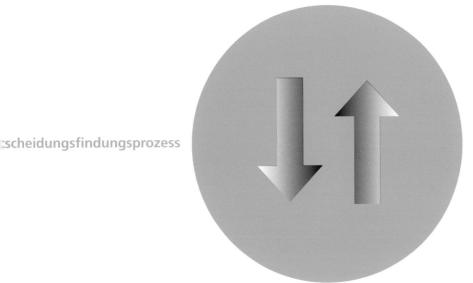

Urteilsfähiger Patient:
Anspruch auf «informed consent»

Nicht-urteilsfähiger Patient:
Anspruch auf
«mutmasslichen Willen»

Patientenempowerment

:scheidungsfindungsprozess

Deskriptive, empirische Ebene (IST):

Tatsächliche Autonomiefähigkeiten und Abhängigkeiten
des Patienten/der Patientin

Abbildung 2: Zusammenhang zwischen normativ und deskriptiv verstandener Autonomie im Kontext eines Entscheidungsfindungsprozesses

6.2 Ethische und rechtliche Hintergründe

6.2.1 Der ethische Hintergrund der Aktualität von Patientenverfügungen

Warum sind Patientenverfügungen heute so aktuell, während man vor einigen Jahren noch kaum davon gesprochen hat? Dies hat mit dem unter Abschnitt 2.2 erläuterten gesellschaftlichen und medizinisch-technischen Umbruch und dem Anspruch des Patienten auf informierte Zustimmung bei Behandlung und Betreuung zu tun. Dieser normative Grundanspruch gilt über die Urteilsunfähigkeit hinaus.

Aufgrund dieser neuen Orientierung der Medizinethik am Autonomie- und Würdeanspruch (vgl. Abbildung 2) stellte sich die Frage, wie die Entscheidungsprozesse in Medizin und Pflege neu zu gestalten sind. Was früher Schicksal war beziehungsweise in paternalistischer Weise vom Arzt für den Patienten entschieden wurde, verlangt heute nach Entscheidungen des Patienten beziehungsweise nach Entscheidungen, die auf seinem mutmasslichen Willen beruhen. Der Patient muss sich, sofern er dazu fähig ist, also selbst der Frage stellen, was für ihn richtig ist, welche Massnahmen und Behandlungen er wünscht und welche nicht.

Wer aber soll die Verantwortung übernehmen und entscheiden, wenn der Betroffene dies selbst nicht mehr kann? Was bedeutet ein Recht auf Selbstbestimmung, wenn der Betroffene nicht mehr urteilsfähig ist, dement ist oder im Koma liegt? Hier gibt es zwei Varianten: Entweder es liegt eine Patientenverfügung vor, in welcher der Patient festgehalten hat, welches Vorgehen er für diese Situation wünscht, oder es muss nach seinem mutmasslichen Willen entschieden werden, der sich aus der Biographie des Betroffenen, allfälligen früheren Willensäusserungen und dem Gespräch mit Angehörigen ergibt.

Eine Patientenverfügung gibt einen Hinweis auf den Willen und die Einstellung einer Person, wenn diese sich selbst nicht mehr äussern kann. Vor dem Verfassen einer Patientenverfügung sollte der Betreffende demnach überlegen, was er damit bezwecken will und sich davon verspricht. Dies hat Einfluss auf die Auswahl der Patientenverfügung, zumal diese unterschiedlich ausführlich sein können. Zudem muss man sich bewusst sein, dass auch eine Patientenverfügung nicht alle Lebenssituationen und Eventualitäten vorwegnehmen und festlegen kann.

6.2.2 Die rechtliche Verbindlichkeit einer Patientenverfügung

Grundsätzlich gilt, dass eine Patientenverfügung in die medizinisch-pflegerische Entscheidungsfindung miteinbezogen werden muss, wenn eine Person ihren Willen selbst nicht mehr äussern kann. Bis das neue Erwachsenenschutzgesetz Anfang 2013 in Kraft treten wird, gibt es keine gesamtschweizerische gesetzliche Regelung für Patientenverfügungen, sondern nur kantonale gesetzliche Regelungen, die von Kanton zu Kanton teilweise sehr unterschiedlich sind (s. Kasten «Regelungen zu Patientenverfügungen»).

Eine Patientenverfügung kommt erst dann zum Zug, wenn jemand seinen aktuellen Willen, in welcher Weise auch immer, nicht mehr mitteilen kann. Das Nicht-Umsetzen einer Patientenverfügung durch ein behandelndes Team ist grundsätzlich rechtfertigungspflichtig. In der Praxis stellen sich aber verschiedene Fragen im Zusammenhang mit der Gültigkeit und Verbindlichkeit einer Patientenverfügung.

Die wohl bislang am meisten diskutierte Frage lautet: Entspricht der in einer Patientenverfügung festgehaltene Wille wirklich dem Willen der Person in der konkreten Situation? Einige Fachleute vertreten den Standpunkt, dass der in einer Patientenverfügung festgehaltene Wille dem tatsächlichen Willen entspricht und damit unbedingte Gültigkeit hat. Andere fassen den in einer Patientenverfügung festgehaltenen Willen «nur» als mutmasslichen Willen auf mit der Begründung, dass in einer Patientenverfügung zwar versucht wird, den Willen für eine bestimmte, eventuell zukünftig eintretende Situation zu formulieren, dass wir ja aber nie wissen können, wie wir tatsächlich in dieser Situation reagieren würden. Insofern ist eine Patientenverfügung für die Vertreter dieser Argumentation zwar ein starkes Indiz für den Willen eines Menschen, das unbedingt beachtet und in die Entscheidungsfindung miteinbezogen werden muss, die aber dennoch nicht unbedingte Gültigkeit hat.

Klar ist: Eine Patientenverfügung kann hinsichtlich einer bestimmten Entscheidungssituation nur dann wirklich hilfreich sein, wenn sie diese Situation in der Verfügung vorweggenommen hat. Beispielsweise: Wenn jemand sichtlich starke Schmerzen hat und in der Patientenverfügung festgehalten hat, dass er eine weitgehende Schmerzlosigkeit gegenüber einer niedrigeren Dosierung, die aber wache Momente zulässt, vorzieht, so ist für das behandelnde Team klar, in der Verabreichung der Schmerzmittel keine Zurückhaltung zu üben. Wenn nun aber beispielsweise eine Person in ihrer Patientenverfügung festgehalten hat, dass sie alle therapeutischen Massnahmen ablehnt, wenn danach nur noch ein Leben mit Behinderung möglich sei, so ist dieser Wunsch für ein behandelndes Team nur schwer umsetzbar, denn oft ist nur bedingt oder gar nicht absehbar, ob und inwieweit eine Person wieder genesen wird. Nur schon aus

Regelungen zu Patientenverfügungen:

Patientinnen- und Patientengesetz des Kantons Zürich vom 5. April 2004, Abschnitt D. Einwilligung zur Behandlung (Urteilsfähige Patientinnen und Patienten), §20

«Patientinnen und Patienten dürfen nur mit deren Einwilligung behandelt werden. Ein in urteilsfähigem Zustand zum Voraus geäusserter Wille wird berücksichtigt, wenn er klar dokumentiert ist und keine Anhaltspunkte dafür bestehen, dass er sich seit seiner Äusserung geändert hat.»

Bundesgerichtsurteil 127 I 6 vom 22. März 2006; Erwägung 7, S. 23

Eine urteilsfähige Person kann auf eine Behandlung verzichten und ihren diesbezüglichen Willen im Moment einer allfälligen Behandlung oder aber in einem früheren Zeitpunkt zum Ausdruck bringen. «Eine vorgängige Willensäusserung, wonach von einer entsprechenden Behandlung abgesehen werden soll, kann insbesondere in einer sogenannten, an keine besondere Form gebundenen Patientenverfügung erfolgen.»

Schweizerisches Zivilgesetzbuch, Dritte Abteilung: Der Erwachsenenschutz vom 28. Juni 2006, Art. 372, Absatz 2 (Gesetz noch nicht in Kraft)

«Die Ärztin oder der Arzt entspricht der Patientenverfügung, ausser wenn diese gegen gesetzliche Vorschriften verstösst oder wenn begründete Zweifel bestehen, dass sie auf freiem Willen beruht oder noch dem mutmasslichen Willen der Patientin oder des Patienten entspricht.»

SAMW-Richtlinien: Recht der Patientinnen und Patienten auf Selbstbestimmung vom 24. November 2005, S. 3

«Patientenverfügungen sind zu befolgen, soweit sie eine medizinisch indizierte Behandlung oder die Verweigerung einer Behandlung betreffen, auf die konkrete Situation zutreffen und keine Anhaltspunkte dafür vorliegen, dass sie dem derzeitigen Willen des Patienten nicht mehr entsprechen.»

rechtlichen Gründen wäre es nicht zulässig, in solchen Situationen einfach nichts zu unternehmen. Zudem ist der Begriff «Behinderung» unscharf. Meint dies bereits das Tragen eines Hörgeräts, das Angewiesensein auf einen Rollstuhl, oder aber, dass der Betroffene dauernd ein Sauerstoffgerät braucht?

Grundsätzlich gilt also: Je genauer eine Patientenverfügung gewisse Situationen vorwegnimmt, desto verbindlicher und aussagekräftiger ist sie. Personen, die unter chronischen Erkrankungen oder einer fortschreitenden Erkrankung leiden oder beispielsweise aufgrund eines Herzfehlers einer Risikogruppe angehören, sollten deshalb in ihrem eigenen Interesse im Hinblick auf das Verfassen einer Patientenverfügung das Gespräch mit ihrem Arzt suchen, um allfällig zukünftig auftretende Situationen zu besprechen und die Patientenverfügung entsprechend zu verfassen.

Eine andere zentrale Frage ist: Wie alt darf eine Patientenverfügung sein, damit sie noch als gültig betrachtet werden kann? Grundsätzlich gilt: Je aktueller eine Patientenverfügung ist, desto verbindlicher ist sie. Denn Menschen verändern sich und so auch ihre Einstellungen, Vorstellungen und Wünsche. Dies bedeutet nun nicht, dass man jedes Jahr eine neue Verfügung verfassen muss – auch wenn es einem selbstverständlich frei steht, die Inhalte einer Patientenverfügung jederzeit zu ändern. Die Aktualität kann lediglich bestätigt werden, indem man eine Patientenverfügung regelmässig (beispiels-

weise alle zwei Jahre) neu aufdatiert und handschriftlich unterzeichnet. Wenn nun aber eine Patientenverfügung zehn Jahre alt ist, so hat sie zwar nach wie vor Gültigkeit, dient aber mehr als ein Indiz für den mutmasslichen Willen eines Patienten. In solchen Fällen fliessen weitere Aspekte in die Entscheidungsfindung ein, da die Aktualität der Willensäusserung nicht mehr unmittelbar gegeben ist.

Eine zunehmend aktuelle Frage ist: Wie soll eine Patientenverfügung im Zusammenhang mit Demenzerkrankungen gewichtet werden? Dieses Thema beschäftigt viele ältere Menschen. Für sie ist die Vorstellung, an Demenz zu erkranken, eine Schreckensvision. Mit einer Patientenverfügung möchten sie sich absichern, dass für sie im Fall einer medizinischen Notlage nichts getan wird, um sie am Leben zu erhalten. Oftmals lässt sich dann aber im Alltag beobachten, dass demenzkranke Menschen entgegen ihren eigenen Erwartungen zufrieden und durchaus lebensfroh wirken. Tritt dann eine Akutsituation ein, sehen sich Betreuende immer wieder in einem Dilemma, welche Massnahmen sie nun (noch) ergreifen sollen und dürfen. Grundsätzlich ist es auch hier das Anliegen und die Pflicht eines professionellen Betreuungsteams, möglichst dem Willen der betroffenen Person zu entsprechen, also dem in einer Patientenverfügung festgehaltenen Willen. Wenn eine Patientenverfügung aber schon einige Jahre alt ist, der (demenzkranke) Patient seinen Willen nicht mehr direkt äussern kann,

Mutmasslicher Wille und Stellvertreterentscheid

Der «mutmasslische Wille» eines Patienten gibt Antwort auf die Frage, wie ein Patient, der sich selbst nicht mehr äussern kann, entscheiden würde, wenn er in der Lage dazu wäre (individuell-mutmasslicher Wille des betreffenden Patienten, SAMW 2005). Er ergibt sich aus der Bewertung aller feststellbaren Informationen wie Patientenverfügung, früher gemachten Äusserungen und anderen biografischen Hinweisen. Erst wenn es keine Hinweise auf den individuellen mutmasslichen Willen gibt, kommt eine Orientierung an einem aufgrund objektiver Kriterien vermuteten Willen in Betracht.

Beim Eruieren des mutmasslichen Willens müssen der Arzt oder das Pflegepersonal abklären, ob der Patient eine Patientenverfügung verfasst, eine Vertrauensperson bevollmächtigt oder sich gegenüber seinen Angehörigen klar zur gegebenen Situation geäussert hat. Zudem muss abgeklärt werden, ob eine gesetzliche Vertretung besteht. Ist dies der Fall, so muss deren Einwilligung eingeholt werden. Jede Person kann zudem im Voraus schriftlich eine «bevollmächtigte Vertretungsperson in medizinischen Angelegenheiten» bezeichnen, welche an ihrer Stelle die Zustimmung zu einer Behandlung erteilen soll, falls sie selbst nicht mehr urteilsfähig ist. Unter Berücksichtigung einer allfälligen Patientenverfügung muss im Einverständnis mit der bezeichneten Vertrauensperson entschieden werden.

Nicht selten ist weder eine Patientenverfügung erstellt noch eine Vertrauensperson ernannt worden, und es ist auch kein gesetzlicher Vertreter vorhanden. In dieser Situation sollen gezielt Informationen darüber eingeholt werden, wie der Patient in seinem bisherigen Leben gedacht und gehandelt hat. Dabei kommt in der Regel dem Gespräch mit Angehörigen und allfälligen weiteren Personen (z.B. Hausarzt) eine besondere Bedeutung zu. Fehlt jegliche Möglichkeit, einen Hinweis auf den mutmasslichen Willen zu erhalten, z.B. wenn keine Angehörigen vorhanden oder wenn aus zeitlichen Gründen, etwa bei einem Notfall, Rückfragen bei Drittpersonen nicht möglich sind, soll sich der Entscheid des behandelnden Arztes an den wohlverstandenen Interessen des Patienten orientieren (SAMW 2004).

Wenn immer möglich sollte im Konsens zwischen den verantwortlichen Medizinalpersonen sowie etwa vorhandenen Vertretern und Angehörigen entschieden werden. Das bedeutet, dass sowohl über den mutmasslichen Willen als auch über das wohlverstandene Interesse Einigkeit angestrebt werden sollte. Damit ist zum einen dem besseren medizinischen Wissen der Behandelnden, zum anderen der grösseren persönlichen Nähe insbesondere der Angehörigen Rechnung getragen. Die Kontrolle medizinischer Entscheide wird dadurch gestärkt (SAMW 2005).

aber klar Signale aussendet, welche die Willensformulierung in der Patientenverfügung in Frage stellen, wird dies in die Entscheidungsfindung miteinbezogen (s. Kasten «Mutmasslicher Wille und Stellvertreterentscheid»).

Die bisher genannten Aspekte befassen sich primär mit dem Diskussions- bzw. Interpretationsspielraum, den eine Patientenverfügung allenfalls offen lassen kann. Es gibt aber auch Punkte, die juristisch klar geregelt sind:

- Eine Patientenverfügung muss immer persönlich verfasst werden und zwar in urteilsfähigem Zustand. Es ist also weder möglich, dass eine Tochter für ihren demenzkranken Vater eine Patientenverfügung ausfüllt – und sei die Motivation dafür noch so gut gemeint und ehrlich –, noch hat die Patientenverfügung einer beispielsweise schwer depressiven Person Gültigkeit, da sie zum Zeitpunkt des Verfassens nicht urteilsfähig war.

- Ansprüche und Wünsche ausserhalb des rechtlichen Spielraums (z. B. aktive Sterbehilfe) können zwar formuliert werden, haben aber keinerlei Verbindlichkeit.

- Willensäusserungen, welche in die Autonomie anderer eingreifen, können als Wünsche zwar ernst genommen, nicht aber im Sinne einer Verbindlichkeit durchgesetzt werden.

- Posthume Wünsche, z. B. zur Bestattung, sind grundsätzlich verbindlich, sofern sie nicht unsittlich oder rechtswidrig oder aus finanziellen Gründen nicht umsetzbar sind; da man aber seinen Willen nach dem Tod ja nicht mehr selbst durchsetzen kann, macht es allenfalls Sinn, jemanden zu bevollmächtigen, der die Wünsche stellvertretend durchsetzt.

6.3 Inhalte einer Patientenverfügung

Patientenverfügungen können unterschiedlich ausführlich sein, sie sollten in der Regel aber immer folgende Kernstücke enthalten:

- Darlegung der Situation, in der die Verfügung gelten soll;

- Nennung der wichtigsten Bezugspersonen (evtl. Personen mit Vorsorgevollmacht);

- Aussagen zu Schmerzlinderung / Sedierung (Ablehnen / Einfordern);

- Aussagen zu lebensverlängernden Massnahmen (Ablehnen / Einfordern);

- Datum und Unterschrift.

Optionale Punkte betreffen krankheitsspezifische Verfügungen, religiöse Begleitung, Aussagen zur Organspende, zur Obduktion/Autopsie und zur Bestattung sowie sonstige besonderen Wünsche.

Bezugspersonen sind nahestehende Personen, die als Ansprechpersonen kontaktiert werden können. Dies müssen nicht notwendigerweise Angehörige sein. Wichtig ist, dass die Kontaktangaben (Adresse, Telefonnummer und allenfalls e-Mail-Adresse) dieser Personen aktuell sind. Man kann den Bezugspersonen mit einer Patientenverfügung folgende Rollen und Rechte zuweisen (Ritzenthaler-Spielmann et al. 2009, 50):

- Einräumen von Besuchsrecht.

- Entbinden der Ärzte vom Berufsgeheimnis diesen Menschen gegenüber. Dies bedeutet, dass die Ärzte diesen Bezugspersonen Auskunft geben dürfen über den Gesundheitszustand des Patienten sowie die Prognose des Krankheitsverlaufs.

- Berechtigung, die in der Patientenverfügung getroffenen Entscheidungen umsetzen zu helfen. Dies bedeutet, dass diese Bezugspersonen den Willen, der in der Patientenverfügung festgehalten ist, gegenüber den Ärzten vertreten.

- Berechtigung zur Auslegung einer Patientenverfügung. Es kann sein, dass die Patientenverfügung in der gegebenen Situation interpretiert werden muss. In diesem Fall «übersetzen» die Bezugspersonen den mutmasslichen Willen des Patienten gegenüber Ärzten für die gegebene Situation.

Bezugspersonen können in einer Patientenverfügung nur Rechte zugeschrieben werden, nicht aber Pflichten. Das Zuschreiben von Pflichten ist nur mit einer notariell beglaubigten Vorsorgevollmacht möglich. Wichtig ist es, in jedem Fall mit jenen Personen das Gespräch zu suchen, die man in der Patientenverfügung als Bezugspersonen aufführt.

6.4 Patientenwille und Angehörigenwille im Konflikt

In der Realität, im Betreuungsalltag im Pflegeheim, zeigt sich nicht selten, dass der in einer Patientenverfügung festgehaltene Wille mit den Wünschen der Angehörigen in einen Konflikt geraten kann. Rechtlich ist klar, dass die Betreuenden den Behandlungsauftrag gegenüber dem Patient haben und dass Angehörigen ein Anhörungsrecht zukommt, nicht aber ein Entscheidungsrecht. Rechtlich ist auch klar festgeschrieben, dass eine Patientenverfügung höher zu gewichten ist als der unter Umständen davon abweichende Angehörigenwillen, denn Angehörige haben immer auch Eigeninteressen, z.B. emotionale Interessen, was durchaus nicht negativ zu werten, aber einfach eine Realität ist.

Die Betreuenden sind sich dieser primären Verpflichtung gegenüber den Bewohnerinnen durchaus bewusst. Dennoch müssen sie immer wieder erleben, dass Ange-

hörige sich mit ihrer Entscheidung durchsetzen bzw. die Betreuenden so lange unter Druck setzen und «bearbeiten», bis sie sich nicht mehr anders zu helfen wissen, als nachzugeben. Dies belastet die Betreuenden insbesondere dann, wenn der Wille der Angehörigen klar jenem einst von der Bewohnerin mündlich mitgeteilten oder sogar schriftlich festgehaltenen Willen widerspricht und sie deshalb ihrem eigentlichen Betreuungsauftrag nicht nachkommen können.

Wer diese Realität kennt, weiss, dass sich diese Problematik nicht so einfach lösen lässt. Auch wenn die Leitung einer Institution die Betreuenden in ihrem Bestreben stärkt, dem (mutmasslichen) Willen der Bewohnerinnen gegenüber den Angehörigen Nachdruck zu verleihen und allenfalls auch gegen deren Willen durchzusetzen, ist dies im Konfliktfall oder da, wo sehr starke Emotionen mit im Spiel sind, nicht einfach.

Ein einfaches «Rezept» oder Vorgehen gibt es nicht für solche Situationen. Spielt die Zeit keine Rolle, so sollte versucht werden, die Angehörigen im Gespräch letztlich dahin zu führen, dass sie bereit sind, dem Willen der Bewohnerin zu entsprechen. Führt dieser Ansatz nicht weiter oder sind solche Gespräche und der damit verbundene Prozess der Angehörigen aus zeitlichen Gründen nicht möglich, muss im Zweifelsfall dennoch dem Willen der Bewohnerin entsprochen werden. Stellt eine Institution fest, dass hier ein grundlegendes Problem besteht, ist es sinnvoll, diese Frage institutionsübergreifend zu thematisieren, um soweit als möglich das Vorgehen und entsprechende Hilfestellungen für die zuständigen Betreuenden zu formulieren.

6.5 Umgang mit Patientenverfügungen in der eigenen Institution

Die oben genannten Probleme sind auch im Bethesda ein Thema. Entsprechend soll erneut am konkreten Beispiel aufgezeigt werden, wie mit den Fragen rund um Patientenverfügungen umgegangen werden kann. Ausgangsfragen zum Umgang mit Patientenverfügungen in einer Institution sind im Kasten aufgeführt.

Bei verschiedenen Gelegenheiten im Rahmen der Arbeitsgruppe zum Projekt Abschieds- und Sterbekultur wie auch bei Rapporten in den Wohnbereichen und im Gespräch mit der Administration zeigte sich, dass Grundinformationen zu Patientenverfügungen dringend nötig waren und eine klare, einheitliche Regelung bezüglich des Umgangs mit Patientenverfügungen in der Institution erwünscht war. Ursprünglich beabsichtigte man, eine speziell auf die Bedürfnisse des Bethesda abgestimmte Patientenverfügung zu entwickeln und das Thema Patientenverfügung bei allen neuen Bewohnerinnen möglichst bald nach dem Eintritt anzusprechen. Die Zuständigkeit sollte dabei bei den Wohnbereichsleitenden liegen.

Umgang mit Patientenverfügungen in einer Institution – Ausgangsfragen

- Wird in Ihrer Institution erfragt und erfasst, ob jemand eine Patientenverfügung hat oder nicht?

- Fragen Sie im Gespräch mit den Bewohnerinnen nach deren Wünschen für den Fall, dass sie ihren Willen selbst nicht mehr mitteilen können?

- Wie ist die Einstellung gegenüber Patientenverfügungen bei den Pflegenden, den Ärzten und weiteren Betreuenden im Haus?

- Wollen Sie das Thema Patientenverfügung bewusst thematisieren und fördern? Wenn ja, wie?

- Sind Ihre Mitarbeitenden genügend informiert über Patientenverfügungen oder bestehen infolge nicht ausreichend vorhandenen Grundwissens allenfalls Unsicherheiten?

- Gibt es hausinterne «Spielregeln» oder Richtlinien für den Umgang mit Patientenverfügungen?

- Gibt es seitens der Bewohnerinnen und Angehörigen allenfalls spezielle Anliegen im Zusammenhang mit Patientenwillen und Patientenverfügungen?

- Gibt es eine spezielle Ansprechperson in Ihrem Haus für Belange betreffend Patientenverfügungen? Wenn dies nicht der Fall ist, an wen verweisen Sie weiter, wenn Fragen auftauchen im Zusammenhang mit Patientenverfügungen? Wissen Mitarbeitende, Bewohnerinnen und Angehörige, an wen Sie sich wenden können?

- Falls es eine Ansprechperson für Patientenverfügungen gibt oder es zukünftig eine solche Person geben soll: Welche Funktion hat/haben diese Ansprechperson/-en? Welche Ressourcen wollen Sie dafür zur Verfügung stellen? Nimmt diese Person nur den Wunsch nach einer Patientenverfügung entgegen und gibt sie allenfalls auch Patientenverfügungen ab? Oder hilft sie bei der Beratung und beim Ausfüllen/Verfassen? Welche Ausbildung und/oder Informationen braucht eine solche Person in diesem Fall?

Die Umsetzung dieser Ziele hat sich als nicht praktikabel erwiesen. Erstens machte das Entwickeln einer hauseigenen Patientenverfügung wenig Sinn: Einerseits hätte dies einen enormen Arbeitsaufwand bedeutet. Andererseits – und dies war entscheidend – sind die Wünsche und Anforderungen an eine Patientenverfügung je nach Person verschieden. Während manche Menschen eine sehr detaillierte Verfügung wünschen, bevorzugen andere eine sehr knappe und allgemein gehaltene Verfügung, während Dritte ihre Wünsche lieber von Hand in eigenen Worten niederschreiben. Zweitens war das Ansprechen des Themas Patientenverfügung im Rahmen eines Gesprächs kurz nach dem Eintritt zwar in Einzelfällen durchaus möglich und sinnvoll, konnte aber nicht generalisiert werden. Drittens schliesslich zeigte sich, dass es Sinn machte, für das Thema Patientenverfügungen einzelne definierte Ansprechpersonen im Haus zu bestimmen, welche zum Thema ausführlicher Auskunft geben und allenfalls beraten konnten. Zudem wollte man Bewohnerinnen nicht verpflichten, eine Patientenverfügung zu haben.

So wurde schliesslich folgendes Vorgehen beschlossen:

- *Information über Patientenverfügungen in den Vertragsdokumenten:* Neu wurde im Vertragsdokument «Grundsätze für eine offene Partnerschaft» explizit auf das Thema Patientenverfügungen hingewiesen sowie die zuständige Ansprechperson für Informationen, Fragen und diesbezügliche Gespräche genannt.

- *Bezug von Patientenverfügungen im Haus:* Es wurde beschlossen, dass Patientenverfügungen auf Nachfrage bei der Pflegedienstleitung und der Seelsorge bezogen werden konnten und diese Personen auch für Gespräche und Fragen zum Thema Patientenverfügungen zur Verfügung standen. Aufgrund der unterschiedlichen Anforderungen an eine Patientenverfügung, wollte man interessierten Bewohnerinnen und Angehörigen verschiedene Beispiele von Patientenverfügungen zur Verfügung stellen mit der Angabe, wo diese bezogen werden können (z. B. von Schweizerischer Ärzteorganisation FMH, von Schweizerischer Patientenorganisation SPO oder von Dialog Ethik).

- *Erfassen des Patientenwillens beim Eintritt:* Beim Eintritt sollte standardmässig gefragt und erfasst werden, ob eine Patientenverfügung vorhanden ist und allenfalls auch im Bethesda hinterlegt werden darf / soll. Ziel war es, neue Bewohnerinnen nach ihrem Eintritt bei Gelegenheit darauf anzusprechen, welche Wünsche sie haben und ob, falls noch nicht vorhanden, allenfalls das Interesse an einer Patientenverfügung besteht.

- *Information über den Patientenwillen bei Spitaleinweisung:* Ein grosses Anliegen von Bewohnerinnen und Angehörigen war es, dass bei einem Spitaleintritt die Information über den Patientenwillen weitergegeben wird. Neu wurden deshalb im Überweisungsformular für das Spital vorhandene Informationen bezüglich des Patientenwillens, wie sie in der elektronischen Patientenkartei hinterlegt waren, hinzugefügt.

- *Checkliste Patientenverfügungen:* Im Rahmen einer Informationssitzung, bei der alle Leitungspersonen der verschiedenen Betreuungsbereiche anwesend waren, wurden das Grundwissen bezüglich Patientenverfügungen weitergegeben und aufgeworfene Fragen beantwortet. Damit dieses Grundwissen zukünftig jederzeit allen Betreuenden zur Verfügung stehe, wurde eine Checkliste erstellt, welche die wichtigsten Fragen und Informationen zum Thema Patientenverfügungen zuhanden der Betreuenden zusammenfasste.

- *Infoveranstaltung für alle Interessierten:* Einmal jährlich würde zukünftig für alle Interessierten (Bewohnerinnen, Angehörige, Personal, externe Interessierte) eine Informationsveranstaltung zum Thema Patientenverfügung stattfinden.

Mit diesem Vorgehen wurde einerseits klar signalisiert, dass man das Thema Patientenverfügungen und Patientenwillen im Haus ernst nahm, unterstützte und förderte. Andererseits wurde zugunsten einer möglichst pragmatischen, alltagsnahen Handhabung von weitergehenden Richtlinien zum Umgang mit Patientenverfügungen abgesehen.

7. Die Implementierung von Strukturen zur ethischen Entscheidungsfindung

7.1 Das Problem

Frau B., 71-jährig, ist bereits in ihrer Jugend erblindet. Infolge einer Stoffwechselkrankheit musste sie über die Jahre immer wieder hospitalisiert werden. Ihr Gesundheitszustand war immer labil. Sie heiratete aber dennoch und fand in ihrem Mann einen Partner, der ihr immer zur Seite stand. Doch vor rund einem Jahr starb ihr Mann überraschend. Deshalb beschloss sie damals, in ein Pflegeheim einzutreten. In den letzten drei Wochen hat sich ihr Gesundheitszustand einmal mehr stark verschlechtert. Zusätzlich wird nun Darmkrebs mit drohendem Darmverschluss diagnostiziert. Um einen akuten Darmverschluss zu verhindern, wird Frau B. dringend angeraten, trotz ihres schlechten Allgemeinzustandes sich möglichst bald operieren und einen künstlichen Darmausgang anlegen zu lassen. Ohne Operation sei ein qualvolles Sterben wahrscheinlich. Frau B. ist schon immer eine Kämpfernatur gewesen und hat in ihrem Leben bereits einige heikle Situationen überstanden. Die einzige ihr nahe stehende Person, eine alte Freundin, weist aber auch darauf hin, dass sie unter dem Verlust ihres Partners immer noch sehr leidet und ihr Lebenswille seit dessen Tod stark nachgelassen hat. Die Operation würde sie kaum überstehen. Die Ärzte und die Betreuenden im Pflegeheim sind im Zweifel:

Soll die Operation gewagt werden? Wenn Frau B. den operativen Eingriff überleben sollte, wird sie sich wieder erholen? Wenn ja, wie wird sie mit dem künstlichen Darmausgang leben können? Andererseits, falls man auf die Operation verzichtet, wird es dann wirklich zum Darmverschluss kommen? Oder könnte sie dann nicht vielmehr noch viele gute Wochen haben und zuletzt friedlich im Heim, begleitet von vertrauten Menschen, sterben?

Der Alltag in der medizinisch-pflegerischen Betreuung ist geprägt von kleineren und grösseren, von selbstverständlichen und schwierigen Entscheidungen. Anspruchsvolle Entscheidungsfindungssituationen stehen auch und oft gerade in der letzten Lebensphase an. Pflegende, Ärztinnen und Ärzte sind es gewohnt, mit solchen Entscheidungsfindungssituationen konfrontiert zu werden und einen Weg finden zu müssen, um zu einer möglichst angemessenen Entscheidung zu kommen. Das ist nicht immer einfach; je nach Zustandekommen und Ausfallen einer Entscheidung wird diese unter Umständen nicht von allen Beteiligten akzeptiert oder kann einige Personen manchmal noch über längere Zeit belasten und beschäftigen. Um mit solchen Problemen umzugehen, können strukturierte Verfahren zur Entscheidungsfindung einen wesentlichen Beitrag leisten.

7.2 Strukturierte Entscheidungsfindung am Beispiel Bethesda

Bei der Frage, wie im Alltag mit ethischen Konflikt- und Dilemmasituationen umgegangen wird, zeigt sich oft, dass das Vorgehen je nach Situation, Umständen, dem Bezug zu den Angehörigen und anderen situations- und personenspezifischen Faktoren unterschiedlich ist. In den meisten oder zumindest vielen Fällen findet man zu einer Lösung, die mehr oder minder stimmig erscheint. Es gibt aber auch Situationen, deren Ausgang und Verlauf als nicht stimmig erlebt wird oder wo man an einen Punkt kommt, an dem das Dilemma unlösbar scheint und man einfach nicht mehr weiter weiss. Oftmals liegt eine Herausforderung in besonders schwierigen Situationen auch darin, den Kern des Problems zu erkennen und zu benennen. Denn vielfach machen verschiedene Aspekte die Komplexität einer Situation aus.

Umgang mit schwierigen Entscheidungsfindungssituationen in Ihrer Institution

- Gibt es in Ihrer Institution bestimmte Betreuungssituationen, die Sie als besonders schwierig oder belastend erleben?

- Wenn ja, was macht diese Situation Ihrer Meinung nach so besonders schwierig?

- Wie gehen Sie mit ethischen Konflikt- und Dilemmasituationen um?

- Gibt es ein Gesprächsgefäss, in dem solche Situationen besprochen werden können?

- Wie kommt eine Entscheidung in einer schwierigen Entscheidungssituation zustande? Wer ist daran beteiligt / wird miteinbezogen? Wie wird eine solche Entscheidung kommuniziert?

- Gibt es eine bestimmte Vorgehensweise, nach der Sie in solchen Situationen vorgehen und die allen bekannt und vertraut ist?

- Werden schwierige Entscheidungen im Konsens gefällt oder entscheidet im Zweifelsfall die verantwortliche Person allein?

- Wie gehen Sie damit um, wenn im Betreuungsteam und/oder mit den Angehörigen keine Einigkeit gefunden werden kann?

- Gibt es etwas, was Sie sich wünschen / was Ihnen fehlt (an Unterstützung / Struktur) in solchen Situationen? Wenn ja, können Sie dies benennen?

- Wie erleben Sie die interdisziplinäre Zusammenarbeit in Ihrer Institution? Gibt es hier allenfalls Verbesserungsmöglichkeiten (z. B. bessere Kommunikation, mehr Kooperationsbereitschaft, gegenseitiger Respekt und Anerkennung für die Arbeit, Gespräch und Miteinbezug aller Beteiligten in schwierigen Situationen)?

Im Bethesda zeigte sich eben dieses Bild. Besprochen wurden solche Situationen in der Regel im Rahmen des regelmässig stattfindenden interdisziplinären Rapports, wobei zwei Hauptprobleme benannt wurden: einerseits das Fehlen einer klaren Struktur beim Besprechen schwieriger Situationen, andererseits die fehlende Zeit in diesem Rahmen.

Wie die langjährige Erfahrung mit strukturierten ethischen Fallbesprechungen von Dialog Ethik zeigt, ist ein klar strukturiertes Vorgehen meist sehr hilfreich und zielführend. Es hilft, die jeweilige Problemstellung sorgfältig zu erfassen, sie lösungsorientiert und effizient zu bearbeiten sowie «nach bestem Wissen und Gewissen» zu einer für alle akzeptablen, transparenten Entscheidung zu kommen, die sich am Menschenwürde- und Autonomieanspruch aller Beteiligten orientieren soll. Voraussetzung dafür, dass sich ein Gefäss für ethische Fallbesprechungen etablieren kann, ist unter anderem eine offene Diskussions- und Kritikkultur in der Institution und den verschiedenen Wohnbereichen.

Im Fall von Bethesda war im Zusammenhang mit dem Vorgehen bei Suizidwünschen beschlossen worden, interdisziplinäre Gesprächsrunden zu schaffen, in denen Problemfälle besprochen werden können. Somit bestand ein Anknüpfungspunkt für eine Strukturierung schwieriger ethischer Entscheide. Die kleine, mit dem Thema ethischer Entscheidungsfindungsstrukturen befasste Arbeitsgruppe beschloss daher, dieses neue Gefäss auch für schwierige Situationen mit Bewohnerinnen nutzbar zu machen.

Die verschiedenen Wohnbereiche wurden über dieses neue Gefäss informiert und eingeladen, es zu nutzen. Im Intranet steht ein Formular zur Verfügung, anhand dessen eine solche interdisziplinäre Gesprächsrunde einberufen und gleichzeitig vorbereitend die wichtigsten Informationen zur Situation zuhanden der Gesprächsmoderation zusammengefasst werden können.

Weiter wurde vereinbart, dass zukünftig regelmässig eine Intervisionsrunde stattfinden sollte, an der die Pflegedienstleitung, die hausinternen Moderatorinnen und

Moderatoren sowie die Wohnbereichsleitungen teilnehmen und das neue Vorgehen sowie die bis dahin stattgefundenen Gespräche gemeinsam ausgewertet werden sollten.

8. Rituale für den Umgang mit Sterben und Tod

8.1 Die Rolle von Ritualen

Rituale sind bestimmte Handlungen oder Verhaltensweisen mit symbolischem Charakter, die bei bestimmten Anlässen oder Situationen immer wieder in gleicher Weise stattfinden. Dadurch geben sie Orientierung und Halt, vermitteln Ordnung und Sicherheit. Rituale übernehmen eine wichtige Funktion in der Kommunikation und in der zwischenmenschlichen Interaktion. Rituale können in Krisen sowie in komplexen und anspruchsvollen Situationen bei deren Bewältigung helfen. Sie können der Auseinandersetzung mit existenziellen Fragen einen Raum geben.

Wir leben heute in einer pluralistischen, säkularen Gesellschaft. Rituale und Bräuche, deren Aussage und Bedeutung für alle – Aussenstehende und Betroffene – klar sind, gibt es heute kaum noch. Das hat Vorteile. Das Individuum hat mehr Gestaltungs- und Freiraum für sich. Gerade im Zusammenhang mit existenziellen Krisen wie Sterben und Tod aber fehlt vielen Menschen ein vertrauter Rahmen, in dem sie Halt und Zuspruch finden.

Rituale und symbolische Handlungen in einer Pflegeinstitution sollten weitgehend im Alltag integriert bzw. integrierbar sein. Sie müssen stimmig sein für die Beteiligten und, wenn möglich, an bereits Bestehendes anknüpfen. Es macht deshalb Sinn,

- zuerst einmal zu sammeln, was in den verschiedenen Wohnbereichen/Abteilungen und hausübergreifend im Sinne von symbolisch-rituellen Handlungen bereits praktiziert wird;

- zu fragen, für wen eine bestimmte rituelle oder symbolische Handlung vollzogen wird;

- zu fragen, was eine bestimmte rituelle oder symbolische Handlung auslöst, was die Reaktionen sind, was ihre Bedeutung.

Generelle Fragen rund um den Stellenwert von Ritualen an Institutionen sind im Kasten «Ausgangsfragen» aufgeführt.

Bedeutung von Ritualen an Ihrer Institution – Ausgangsfragen

- Wie erleben Sie den Umgang mit Abschied, Sterben und Tod in Ihrer Institution?

- Haben Abschied, Sterben und Tod bewusst Raum und Zeit oder geschehen sie mehr am Rand?

- Kann über Sterben und Tod offen gesprochen werden? Wenn nicht, was denken Sie, was der Grund dafür ist?

- Fühlen Sie sich kompetent im Umgang mit Abschied, Sterbe- und Trauerprozessen sowie in der Begleitung Sterbender und ihrer Angehörigen? Wünschten Sie sich hier allenfalls mehr Unterstützung und mehr Wissen?

- Wie sehen die Abläufe in Ihrer Institution aus, wenn eine Bewohnerin verstirbt? Wer wird wann und wie benachrichtigt?

- Gibt es in Ihrer Institution schon Rituale bzw. symbolische Handlungen im Zusammenhang mit Abschied, Sterben und Tod (z.B. eine Kerze anzünden, Abschiedsfeier)? Wenn ja, sind diese allen Mitarbeitenden bekannt und vertraut?

- Für wen machen Sie eine bestimmte rituelle oder symbolische Handlung? Für wen ist sie gedacht? Für die Mitarbeitenden, die Mitbewohnerinnen, für Angehörige (die direkt Betroffenen und Angehörige anderer Bewohnerinnen), für Besucherinnen und Besucher, für den verstorbenen Menschen?

- Was löst eine bestimmte rituelle oder symbolische Handlung aus? Wie sind die Reaktionen? Was ist die Bedeutung?

- Suchen Sie das Gespräch mit den Sterbenden und mit Angehörigen bezüglich letzter Wünsche und Bedürfnisse hinsichtlich symbolischer/ritueller Handlungen?

- Haben auch Mitbewohnerinnen die Möglichkeit, Abschied zu nehmen?

- Haben Sie Wünsche im Zusammenhang mit rituellen oder symbolischen Handlungen? Fehlt Ihnen etwas oder haben Sie Mühe mit bestimmten diesbezüglichen Handlungen?

- Was für eine Rolle spielt der Faktor Zeit im Zusammenhang mit Abschied, Sterben und Tod in Ihrer Institution? Haben Sie genug oder zu wenig Zeit? Wäre hier eine Änderung wünschenswert? Wenn ja, wie wäre diese allenfalls realisierbar?

- Wie sieht es mit den Räumlichkeiten aus (Aufbahrungsraum; «Stiller Raum»; um sich zurückziehen zu können für Mitarbeitende, Angehörige und

Mitbewohnerinnen; Ausweichraum für Sterbesituationen in Zweierzimmern etc.)? Wären hier
Änderungen wünschenswert? Wenn ja, wie wären
diese allenfalls realisierbar?

8.2 Rituale in einer Institution – das Beispiel Bethesda

Rituale und symbolische Handlungen im Zusammenhang mit Abschied, Sterben und Tod werden in Institutionen in der Regel sehr geschätzt und sind erwünscht
– von Betreuenden, Angehörigen und (Mit-)Bewohne-
rinnen. Entsprechend waren im Rahmen des Projekts
zur Etablierung einer Abschieds- und Sterbekultur im
Bethesda auch Rituale ein Thema. Eine entsprechende
Befragung hat ergeben, dass

- Rituale und symbolische Handlungen im Zusammenhang mit Abschied, Sterben und Tod erwünscht sind;

- die bereits im Haus praktizierten Rituale und symbolischen Handlungen positiv erlebt werden, so etwa
  die jährliche Gedenkfeier im Spätherbst, zu der Betreuende und Angehörige eingeladen sind und bei der
  aller im Verlaufe des Jahres verstorbenen Bewohnerinnen nochmals gedacht wird;

- die Neu- und/oder Weiterentwicklung von einfachen,
  symbolhaften, nicht religions- oder konfessionsgebun-
  denen Handlungen bzw. Ritualen im Zusammenhang mit Abschied, Sterben und Tod erwünscht ist.

Ausgehend von diesen Erkenntnissen und Grundbedürf-
nissen setzte sich die Arbeitsgruppe im Bethesda intensi-
ver mit dem Thema auseinander. Dabei waren folgende
Fragen wegleitend:

*Für wen machen wir eine bestimmte rituelle oder symbolische
Handlung?*

- *Beispiel Beerdigung:* Diese betrifft den Verstorbenen/
  die Angehörigen; die Gestaltung liegt beim Verstor-
  benen/den Angehörigen.

- *Beispiel Anzünden einer Kerze im öffentlichen, für alle sicht-
  baren Bereich (im Schnitt während drei bis sieben Tagen):*
  Dies ist für die direkten Angehörigen, für die Mitarbeitenden, für Mitbewohnerinnen – als Zeichen des
  Gedenkens an den verstorbenen Menschen – und die
  brennende Kerze ist auch Hinweis und Zeichen für
  andere Besucherinnen und Besucher.

*Was löst eine bestimmte rituelle oder symbolische Handlung aus?
Wie sind die Reaktionen? Was ist die Bedeutung?*

- *Beispiel Anzünden einer Kerze:* Ein sichtbares, gleichzeitig auch diskretes Zeichen, dass ein Mensch gestorben

ist, ein natürlicher Anlass, um über den verstorbenen Menschen zu reden, was den Loslösungsprozess unterstützt; aber auch ein Anlass für eine Auseinandersetzung mit dem eigenen Tod. Auf diese Weise kann vermieden werden, dass jemand aus Versehen nicht informiert wird. Auch die Reaktion der Angehörigen des verstorbenen Menschen wie auch der Angehörigen anderer Bewohnerinnen ist positiv; das Anzünden der Kerze wird als liebevolles Zeichen, als Zeichen der Geborgenheit erlebt.

Neben diesen beiden Leitfragen wurde in der Arbeitsgruppe betont, dass es im Zusammenhang mit Ritualen unabdingbar ist, dass sie alltagstauglich sind, d.h. ohne grossen Zusatzaufwand im dichten, zeitlich immer gedrängten Betreuungsalltag realisiert werden können. Vor diesem Hintergrund wurde der Rahmen für rituell-symbolische Handlungen in einem Dokument festgehalten (siehe Anhang).

Ein solcher rituell-symbolischer Rahmen, den ein Heim für sich definiert, entbindet nicht davon, jeder Abschieds- und Sterbesituation in ihrer individuellen Verschiedenheit zu begegnen. Bedürfnisse und Wünsche der Bewohnerin und der Angehörigen variieren in diesem Kontext teilweise stark. Dementsprechend unterschiedlich ist auch das Erleben von Mitbewohnerinnen und Betreuenden.

Pflegenden ist es in der Regel ein Anliegen, spezielle Wünsche der Verstorbenen und/oder Angehörigen, wenn immer möglich zu erfüllen. Sich selbst zurückzunehmen und den verstorbenen Menschen ins Zentrum zu rücken, dient dem Ziel, einen Abschied zu ermöglichen, der für die Angehörigen gut und stimmig ist. Es kann dabei vorkommen, dass man mit bestimmten Wünschen oder Vorstellungen persönlich Mühe hat. Hier gilt es, die berufliche und persönliche Ebene klar zu trennen. Allenfalls kann so etwas auch im Team besprochen werden.

Eine nicht zu unterschätzende Bedeutung kommt dem Zeitraum zwischen Tod und Neubelegung zu. Mitbewohnerinnen im selben Zimmer sollten zwei bis drei Tage Zeit haben, bis eine neue Mitbewohnerin einzieht. Angehörige sollten mindestens einen Tag Zeit haben, bevor sie das Zimmer räumen müssen.

Besonders anspruchsvoll ist der Umgang mit dem Tod eines Ehepartners und der Neubelegung des Zimmers. Es kann vorkommen, dass Angehörige bewusst noch eine Weile für den verstorbenen Partner weiterbezahlen, damit das Bett noch leer bleiben kann. Dies ist aber eher eine Ausnahme, weshalb es in diesen Situationen der Institution obliegt, einen Kompromiss einzugehen zwischen Warteliste bzw. ökonomisch optimierter Bettenauslastung und Berücksichtigung der speziellen Trauersituation.

Die Zeiträume zwischen dem Versterben einer Bewohnerin und einer Neubelegung sind auch für die Pflegenden wichtig. Auch sie durchlaufen einen Abschiedsprozess, obwohl dieser natürlich – abhängig von der jeweiligen Beziehung zum verstorbenen Menschen – variiert. Die äussere Situation ist oft geprägt durch Zeitdruck. Kaum ist ein Mensch verstorben, drängen bereits die Vorbereitungsarbeiten für die Wiederbelegung des Zimmers. Der Arbeitsgruppe im Bethesda war es deshalb ein wichtiges Anliegen, dass im rituell-symbolischen Rahmen der Institution explizit erwähnt wird, dass jede/jeder für sich auch Rückzugs- oder Geborgenheitsräume für seinen/ihren ganz eigenen Abschiedsprozess suchen bzw. schaffen sollte. Die Institution hat sich zudem bereit erklärt, solche Abschiedsprozesse des Personals in Form von Zeitbudgets zu unterstützen.

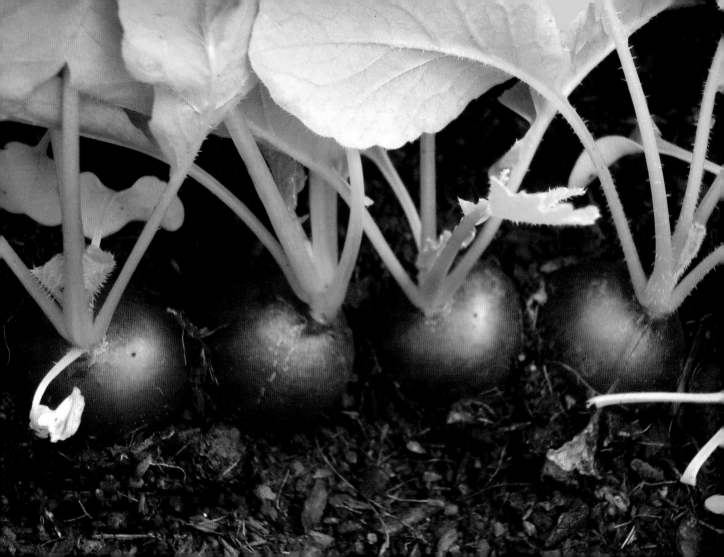

Teil 3

Entwickeln und Umsetzen einer Abschieds- und Sterbekultur: eine Anleitung

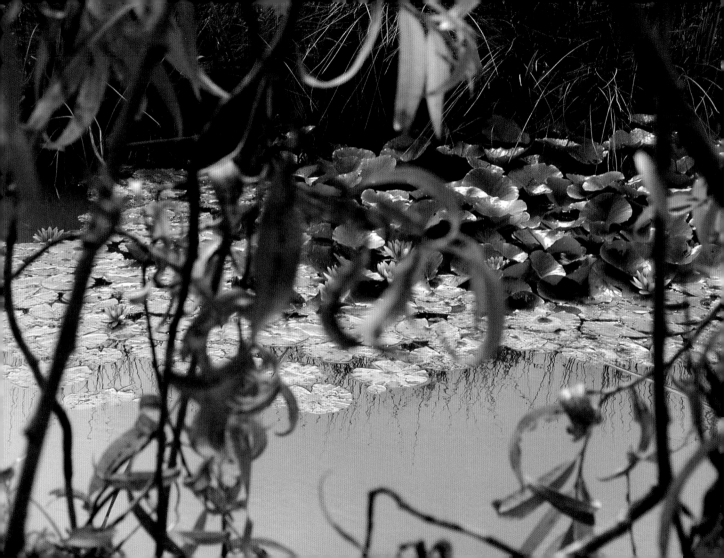

9. Kernprobleme des Projektmanagements

9.1 Komplexität und Dynamik einer Organisation

Ein Pflegeheim ist als Organisation ein soziales System, das sich durch Komplexität und Dynamik auszeichnet. In einer Organisation arbeiten Menschen zusammen. Sie agieren miteinander und reagieren aufeinander. Zudem entwickeln sie sich als Individuen stetig weiter und haben ihre Eigendynamik, die wiederum beeinflusst wird durch die Interaktion, die Rahmenbedingungen und Strukturen einer Organisation. Diese Eigendynamik der einzelnen Personen wird zudem von externen Faktoren beeinflusst. Gleichzeitig interagiert und reagiert auch die Organisation als Ganzes auf interner und externer Ebene und ist vernetzt mit anderen Systemen und der Systemumwelt. Diese dynamischen Prozesse schliesslich führen zu einer Ausdifferenzierung verschiedener Strukturen (Beziehungsnetze, explizite und implizite Regeln des Umgangs in einer Organisation etc.), die das System komplex machen.

Diese Komplexität und Dynamik einer Organisation gilt es bei der Planung eines Projekts sowie während des Projektprozesses zu bedenken, wobei grundsätzlich zwei Ansätze gewählt werden können: Entweder versucht man, Dynamik und Komplexität soweit als möglich «in den Griff» zu bekommen, indem Ziele und Abläufe möglichst klar definiert werden; oder die Projektvorgaben werden möglichst offen gewählt und man nimmt damit eine gewisse Unsicherheit in der Entwicklung des Projektes in Kauf. Die Wahl dieser beiden Grundstrategien hängt von der Art des zu lösenden Problems ab. Bilden konkrete Alltagsprobleme oder klar definierte Ziele den Projektgegenstand, wird in der Regel ersteres Vorgehen gewählt. Ist die Zielvorgabe hingegen schwer zu umreissen und zielt sie auf eine nachhaltige Veränderung der Komplexität und Dynamik einer Organisation, so wird in der Regel ein offenes Verfahren gewählt.

Die Etablierung einer Abschieds- und Sterbekultur gehört in die zweite Kategorie, weil sie eine Änderung der Kultur einer Organisation anstrebt (siehe Folgeabschnitt). Entsprechend wurde ein solches Vorgehen auch im Bethesda gewählt. Diese Offenheit und Flexibilität war für ein Projekt dieses Inhalts unabdingbar: Nur so konnte eine für diese Institution stimmige, eigenständige Abschieds- und Sterbekultur in einem gemeinsamen Prozess aller Beteiligten entwickelt werden.

9.2 Änderung der Kultur einer Organisation

Jede Organisation zeichnet sich aus durch eine individuelle Organisationskultur. Projekte innerhalb einer Organisation, welche eine nachhaltige Veränderung bewirken wollen, können nur erfolgreich sein, wenn sie berücksichtigen, dass eine Organisation ein komplexes soziales System ist. Eine Kulturveränderung ist ein anspruchsvolles Ziel, weil sich eine Organisationskultur in der Regel durch Stabilität auszeichnet, durch die sie Sinn vermittelt sowie Handlungen und Verhalten der Beteiligten eine gewisse Vorhersagbarkeit verleiht (Schein 1985, 14). Zudem wirkt die Organisationskultur primär auf der unbewussten Ebene.

Die Definitionen des Begriffs «Organisationskultur» variieren. Gemäss Steiger & Lippmann (1999, 38) werden unter dem Begriff «die Gefühle und Einstellungen der Systemmitglieder, das Arbeits-, Leistungs- und Problemlösungsverhalten, geltende Spielregeln und Normen, die Führungskultur, das Organisationsklima» bezeichnet. Schein (1985, 13) wiederum umreisst den Begriff «Organisationskultur» mit drei Faktoren:

- *Die beobachteten Gesetzmässigkeiten im Verhalten beim Interagieren von Personen:* Die Sprache, welche sie verwenden, die Gewohnheiten und Traditionen, die sich herausbilden, sowie die Rituale, die sie in verschiedensten Situationen verwenden.

- *Vertretene Werte:* Die expliziten, öffentlich vertretenen Prinzipien und Werte, welche eine Gruppe anzustreben angibt.

- *Klima:* Das in einer Gruppe vermittelte Gefühl, das sich aus der personellen Zusammensetzung sowie der Art und Weise des Interagierens untereinander, mit Kunden und anderen Aussenstehenden ergibt.

Zusammenfassend lässt sich festhalten, dass mit dem Begriff «Organisationskultur» je nach Konzept und Ansatz der Schwerpunkt auf die Prinzipien und Normen, die Werte, die Verhaltensmuster, die Rituale, die Traditionen, die (ungeschriebenen) Verhaltensregeln, das Klima und/oder die gedanklichen Modelle gelegt wird, welche in einer Gruppe bestimmend sind. Was mit «Organisationskultur» bezeichnet wird, hat damit – bewusst oder unbewusst – entscheidenden Einfluss auf die Handlungs- und Entscheidungsebene, prägt die Grundeinstellung und das Interagieren der beteiligten Personen und beeinflusst die strukturelle Gestaltungsebene. Die Kultur einer Organisation spielt damit eine entscheidende Rolle hinsichtlich der Identität der Organisation und der Identifikation der beteiligten Personen.

Menschen haben unter anderem ein Grundbedürfnis nach Stabilität, Orientierung und Sinnhaftigkeit. Deshalb bilden sich in einer zu einer organisationalen Einheit zusammengefassten Gruppe nach einer gewissen Zeit automatisch kulturelle Elemente heraus. Der damit angesprochene prozesshafte Aspekt ist insofern entscheidend wichtig und zu berücksichtigen, als durchaus von heute auf morgen ein neues Ritual oder eine Verhaltensnorm als Ausdruck einer Kultur eingeführt werden kann. Die Wirkung und Verankerung auf tieferer, bewusstseinsbildender Ebene braucht jedoch Zeit. Erst wenn dieser Prozess stattgefunden hat, wird etwas integraler Bestandteil einer Kultur im obigen Sinn.

Diese Ausführungen machen deutlich, dass das Entwickeln und nachhaltige Implementieren einer neuen Kultur, wie dies mit dem Projekt Abschieds- und Sterbekultur angestrebt wurde, eine grosse Herausforderung darstellt. An der Kultur in einer Organisation sind Menschen in ihrer individuellen Verschiedenheit und Eigendynamik, mit ihren eigenen Vorstellungen, Bedürfnissen, Werten und Normen beteiligt. Eine Kultur lässt sich nicht einfach neu einführen oder verändern wie beispielsweise eine interne Telefonanlage.

Eine Abschieds- und Sterbekultur auf rein strukturell-organisatorischer Ebene realisieren zu wollen, kann aber auch aus einem weiteren Grund nicht funktionieren: Sie beschäftigt sich mit den existenziellen Grundfragen des Menschseins, mit Leben, Sterben und Tod. Das Innerste des Menschen aber lässt sich nicht einfach erfassen. Es ist einzigartig und individuell wie jeder Mensch selbst. Eben dieses immer wieder Anderssein verlangt nach einer Offenheit anderen Menschen gegenüber, die nicht strukturell verordnet und etabliert werden kann.

Soll eine Abschieds- und Sterbekultur authentisch gelebt und erfahren werden – von den Bewohnerinnen und Angehörigen, von den Mitarbeitenden und von der Institution als Ganzes, dann verlangt dies nach einem persönlichen Sich-Einlassen und Sich-Auseinandersetzen mit diesen existenziellen Themen. Es ist ein Prozess, der nie abgeschlossen ist.

9.3 Kommunikation als Schlüsselfaktor

Eine gelungene Kommunikation zwischen allen Beteiligten eines Projekts ist der Schlüssel zum Erfolg. Dies zeigt sich schon im Wort «Kommunikation», das vom Lateinischen «communicare» abstammt und «etwas gemeinsam tun, an etwas Anteil haben, teilnehmen, sich besprechen, benachrichtigen, mitteilen, teilen» bedeutet. Kommunikation ist die Voraussetzung, dass überhaupt etwas gemeinsam entstehen kann, dass die Beteiligten (in diesem Projekt Mitarbeitende, Bewohnerinnen und Angehörige) bereit und motiviert sind, sich selbst einzubringen, mitzudenken, dass sie sich identifizieren können mit der Organisation und ihrer Kultur. Nur so wird eine Kultur weitervermittelt, auch an neue Mitarbeitende (Steiger & Lippmann 1999, 90, s. Kasten).

Die enge Verknüpfung vom Kommunikation und Organisationskultur

Kommunikation und Organisationskultur sind eng miteinander verknüpft. Die Kommunikationsstrukturen und Informationspolitik einer Organisation sagen nicht nur viel aus über das Führungsverständnis, sondern auch über die Grundwerte der Organisation. Informieren und Kommunizieren bedeutet, Macht zu teilen. Beide sind unmittelbarer Ausdruck der Bereitschaft und Offenheit, alle Beteiligten als Partner ernst zu nehmen und zu respektieren. Das Menschenbild bzw. die Grundwerte einer Organisation bilden zusammen und in unmittelbarer Wechselwirkung den Schlüssel und die Basis für die Zusammenarbeit, die Motivation, das eigene Rollenverständnis, die Grundeinstellung gegenüber der eigenen Aufgabe, das Verhalten den Bewohnerinnen sowie ihren Angehörigen gegenüber.

Werte und Normen sowie das Kommunikationsverhalten müssen deshalb von der Führungsebene spür- und sichtbar vorgelebt werden. Das gilt im Besonderen für den Umgang mit der sensiblen Thematik von Abschied, Sterben und Tod. Das bedeutet konkret, dass hier nicht einfach «gemanagt» werden kann, sondern der Mensch spürbar werden muss. Will eine Organisation sich bewusst auseinandersetzen mit einer menschlich so existenziellen Thematik wie Abschied, Sterben und Tod, ist es zudem unumgänglich, dass auch eine Bereitschaft besteht, andere Grundfragen der Organisationskultur miteinzubeziehen. Weiter muss auch die Bereitschaft da sein, sich auf einen längeren Prozess einzulassen, da nachhaltige Änderungen auf dieser Ebene Zeit brauchen.

Kommunikation ist die Voraussetzung und Basis für soziales Interagieren und ist ein Grundbedürfnis des Menschen. Der Mensch ist von Natur aus neugierig, möchte Bescheid wissen und informiert sein. Diese Neugierde ist unabdingbare Voraussetzung dafür, dass wir lernen können. Gleichzeitig geht es bei Kommunikation und Information, ähnlich wie bei der Kultur, auch um das Grundbedürfnis nach Sicherheit und Orientierung. Die Fragen «wie, warum, wo, was, weshalb, wie viel» drücken das Bedürfnis aus zu verstehen, zu deuten, einzuordnen. Es ist deshalb unabdingbar, im Rahmen der Projektplanung sorgfältig zu bedenken, wann was in welcher Form kommuniziert werden soll und wer wann in welcher Form in den Projektentwicklungsprozess direkt (z. B. in Form des Mitarbeitens in einer Projektarbeitsgruppe) oder indirekt (z.B. durch Einladung zu einem Feedback, Einbringen von Ideen oder Vorschlägen) miteinbezogen werden soll. Das wiederum setzt voraus, dass man sich von der Projektleitung her mit den Kommunikationsstrukturen und -gefässen in der Institution vertraut macht sowie mit den Verantwortlichkeiten, Personal- und Hierarchiestrukturen.

Defizite in der internen Kommunikation sind in den meisten Organisationen in unterschiedlicher Weise zu beobachten. Zudem können auch bei bester Absicht Fehler «beim Sender, beim Empfänger, beim Übermitteln, in der Wahl des Informationsmittels und des Informationsweges gemacht werden» (Steiger & Lippmann 1999, 98). Im Rahmen eines solchen Projekts gehört die Analyse der Kommunikationsformen und Kommunikationsqualitäten der eigenen Organisation zum Projektprozess. Diese Analyse ist für die jeweilige Geschäftsleitung Chance und Herausforderung, denn nur mittels gelungener Kommunikation können Veränderungen für die Gesamtorganisationskultur eingeleitet werden.

Bei den verschiedenen Formen von Kommunikation ist die direkte, mündliche Information immer noch die wichtigste. Dies ist auch im Zeitalter der vielen anderen Kommunikationsformen immer noch so. Denn im direkten Kontakt können Reaktionen, Fragen und Missverständnisse unmittelbar aufgenommen und Informationen ergänzt werden. Dies ist umso wichtiger, je anspruchsvoller und sensibler ein Thema ist. Zu motivieren und zu überzeugen ist im direkten Austausch viel einfacher. Im Rahmen des Projekts Abschieds- und Sterbekultur im Bethesda erwies sich immer wieder, wie wichtig und unabdingbar es ist, die Beteiligten auf diese Weise im direkten Gespräch abzuholen, ihnen zuzuhören, sie mit einzubeziehen.

Bewährt hat sich über die Gesamtprojektzeit im Bethesda eine Kombination aus regelmässiger mündlicher und punktuell schriftlicher Information. Letzteres war vor allem für verbindlich getroffene Entscheide wichtig. Oft wurde beides kombiniert, d.h. im Rahmen einer mündlichen Information wurden diese auch schriftlich abgegeben, nicht zuletzt zuhanden jener, die nicht persönlich anwesend sein konnten. Zum Teil wurde zuerst schriftlich informiert bzw. eingeladen und danach mündlich informiert. Zudem wurde stets auf die Möglichkeit hingewiesen, dass man sich jederzeit mit Gedanken, Fragen und Anregungen an die Projektleitung wenden konnte. Dies insbesondere auch deshalb, weil dieses Projekt oftmals sehr persönliche Auseinandersetzungsprozesse mit diesen existenziellen Fragen auslöste. Die Gesprächsangebote wurden geschätzt und gerne genutzt. Ziel und Anliegen waren es, so zu kommunizieren und zu informieren, dass sich alle Beteiligten – Bewohnerinnen, Angehörige und Mitarbeitende – in ihrer Aufgabe und Rolle wie auch ganz persönlich als Menschen abgeholt, miteinbezogen, ernst genommen und respektiert fühlten.

Im Rahmen der sogenannten Vernehmlassungen wurde jeweils dazu eingeladen, Feedback zu vorliegenden Vorschlägen zu geben, etwa zur Vision oder zum Umsetzungskonzept. Diese Rückmeldungen konnten schriftlich (per E-Mail oder Einwerfen in einen separat dafür eingerichteten internen Briefkasten) oder im Gespräch erfolgen. Schliesslich wurden verschiedene Artikel in der Hauszeitung des Bethesda sowie im Jahresbericht publiziert, wodurch weitere Kreise über das Projekt informiert wurden.

Eine wichtige Funktion der Information und Orientierung innerhalb der Projektgruppe (in welcher auch die Geschäftsleitung vertreten war) hatten die teilweise sehr ausführlichen Protokolle. Sie dienten der Orientierung, Vorbereitung und wurden auch immer wieder geschätzt, um Rückbezug zu nehmen auf frühere Projektphasen und -erkenntnisse. In der Kommunikation mit der Projektkerngruppe und mit der Geschäftsleitung wurde primär der Weg via E-Mail benutzt. Dabei zeigte sich immer wieder, dass es wichtig war, durch mündliches Rückfragen sicher zu stellen, dass Informationen angekommen, verstanden und je nachdem weiterbearbeitet oder -geleitet worden waren.

9.4 Projektplanung und die Dynamik des Projektprozesses

Eine gute Planung ist bei jedem Projekt wichtig: «Durch Planung erstellen wir ein mentales Modell dessen, was vor uns liegt» (Hobbs 2000, 50). Um die zeitlichen, finanziellen und personellen Ressourcen berechnen und bereitstellen zu können, ist effektive Planung die Voraussetzung. Sie sorgt dafür, dass zumindest ein ungefährer Zeitrahmen sowie die zu erreichenden Meilensteine und Ziele im Projektprozess definiert werden können. Dies ist insbesondere für die Projektleitung wichtig, da sie eine Doppelaufgabe hat: Sie sollte das Gesamtbild und -ziel vor Augen haben, gleichzeitig aber auch jene Details und Aspekte berücksichtigen, die auf den ersten Blick als irrelevant erscheinen mögen, aber dennoch sehr wichtig für den Projektprozess sein können.

Am Projekt Abschieds- und Sterbekultur im Bethesda arbeitete eine Projektkerngruppe drei Jahre lang intensiv in sechswöchigem Sitzungsrhythmus. Die Projektplanung (Vorgehen bzw. Projektschritte, inhaltlich und methodisch, Zeitrahmen, Ziele / Meilensteine) war auch für die Projektkerngruppe wichtig für Orientierung und Motivation. Das Projekt Abschieds- und Sterbekultur war insofern eine Herausforderung, als es einerseits ein Pilotprojekt war und andererseits die Thematik eine Offenheit für Auseinandersetzungsprozesse erforderte, die so nicht planbar und voraussehbar waren. Diesen Prozessen wollte man aber bewusst die nötige Zeit und den Raum einräumen. Die Planung der einzelnen Projektphasen und -schritte war deshalb inhaltlich, zeitlich und bezüglich des methodischen Vorgehens nicht fix, sondern wurde flexibel gehandhabt. Diese Flexibilität und Offenheit in der Ausgestaltung der einzelnen Projektschritte bewährte sich sehr und führte zu sorgfältig reflektierten Resultaten und Erkenntnissen. Interessanterweise wurde der zeitliche Gesamtrahmen für das Projekt durch diese Offenheit und Flexibilität in der Planung nicht signifikant verlängert. Vielmehr war die Erfahrung, dass, ebenso wie der Projektprozess manchmal unvorhersehbar und unerwartet stockte oder sehr harzig lief, andere Schritte sich dann fast von selbst ergaben und weniger Zeit beanspruchten als geplant.

Solche Prozesse sind oft eine schmale Gratwanderung: Weder ein stures, prinzipielles Festhalten an einem bestimmten Vorgehen führt zum Ziel, noch können voreiliges Nachgeben oder Kompromisse, unter welchen die fachliche Qualität des Projekts leidet, verantwortet werden.

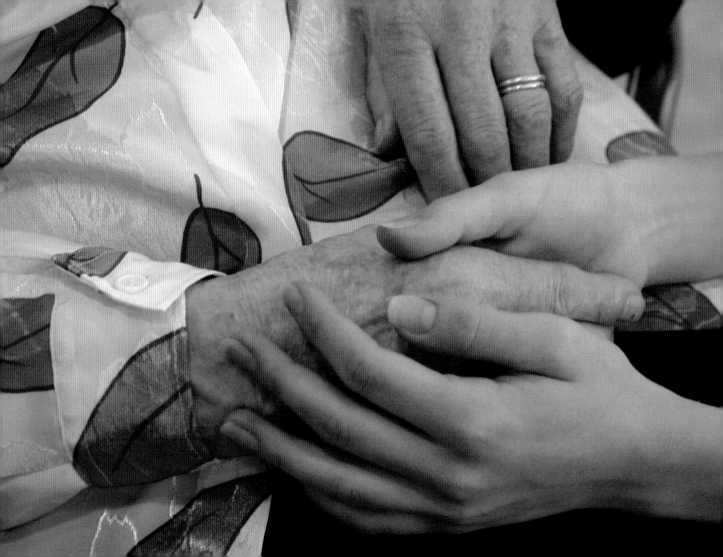

10. Das Projekt Abschieds- und Sterbekultur im Bethesda

10.1 Hintergrund und Ziel des Projekts

Wie kann eine Abschieds- und Sterbekultur in einem Pflegeheim konkret umgesetzt werden? Dieses Kapitel erläutert das Vorgehen am Beispiel des Bethesda, einer seit 1962 bestehenden, privat geführten Pflegeresidenz mit öffentlichem Leistungsauftrag. Das Heim beschäftigt mehr als 200 Mitarbeitende und bietet im Durchschnitt 150 Bewohnerinnen Platz. Die Pflegeresidenz Bethesda in Küsnacht ist Teil der Unternehmensgruppe im Gesundheitswesen.

Der Wunsch der Leitung des Bethesda, sich mit dem Thema Abschieds- und Sterbekultur auseinanderzusetzen, hatte verschiedene Gründe. Im Zentrum stand die Tatsache, dass Abschied nehmen und Sterben in einem Pflegeheim zum Alltag gehören und deshalb aus Sicht der Geschäftsleitung ein bewusster Umgang mit diesen Themen zur Kernkompetenz einer solchen Institution gehören sollte. Das Projekt sollte sich der kritischen Auseinandersetzung mit der eigenen Abschieds- und Sterbekultur stellen. Lebens- und Sterbekonzepte sollten in diesem Haus einander entsprechen. Im Gespräch und in der bewussten Auseinandersetzung sollte für und durch Mitarbeitende, Angehörige, Bewohnerinnen eine authentische, bewusst gelebte, im Alltag praktikable Abschieds- und Sterbekultur entwickelt, im Haus umgesetzt und dann gelebt werden.

10.2 Übersicht über das Projektvorgehen

Das Projekt im Bethesda zog sich insgesamt über fünf Jahre hin. Im Verlauf von zwei Jahren wurde alle sechs Wochen während rund eineinhalb Stunden am Projekt gearbeitet. Dazu kamen «Hausaufgaben» und je nach Projektphase zusätzliche Arbeitstreffen. Die Tabelle zeigt das Vorgehen in einer Übersicht. Die einzelnen Schritte werden in den nachfolgenden Abschnitten genauer erläutert.

Tabelle 1: Übersicht über den Verlauf des Projektes Abschieds- und Sterbekultur im Bethesda.

Zeitperiode	Projektphasen und Arbeitsschritte im Bethesda
Januar bis Mai 2004	**Projekteinstieg:** Einführung ins Thema und in die themenrelevanten Grundbegriffe der Ethik.
Mai 2004 bis März 2005	**Phase 1:** Der gelebte Alltag als Ausgangspunkt: Ist-Erhebung im Haus. Wie sieht die Abschieds- und Sterbekultur im Heim aus? Was fehlt? Was sind die Bedürfnisse, Wünsche und Themen?
Februar bis März 2005	**Phase 2:** Nachdenken über die Grundwerte einer bewusst gelebten Abschieds- und Sterbekultur. Herausarbeiten der hierfür relevanten Ziele und Werte für das Bethesda.
April 2005	**Phase 3:** Formulieren einer eigenen Vision der Abschieds- und Sterbekultur im Bethesda.
Mai bis Dezember 2005	**Phase 4:** Von der Vision zum konkreten Umsetzungskonzept. Wie können die Leitideen der Vision ganz konkret im Betreuungs- und Heimalltag umgesetzt werden? Was soll wie bisher weitergeführt, was geändert und ergänzt werden? Welche neuen Aspekte kommen dazu?
Januar bis November 2006	**Zwischenphase:** Arbeit an Schwerpunktthemen in Zusammenhang mit Abschieds- und Sterbekultur, die sich im Projektprozess als wichtig und anspruchsvoll herauskristallisiert haben.
Ab Dezember 2006	**Phase 5:** Die konkrete Umsetzung im Betreuungs- und Heimalltag.
Juli bis Dezember 2008	**Phase 6:** Ist-Erhebung zum Projektabschluss: Was hat sich geändert im Haus hinsichtlich Abschieds- und Sterbekultur? Wurden die neuen Ideen und Ansätze aus dem Umsetzungskonzept und bezüglich der Schwerpunktthemen umgesetzt?

10.3 Der Projekteinstieg

Zu Beginn eines Projektes formulieren die Projektauftraggeber bzw. -initianten ihre Gründe für und ihre Erwartungen an das Projekt. Ein weiterer Arbeitsschritt bei Projektbeginn ist die Definition des methodischen und organisatorischen Vorgehens (Zusammenstellung und Aufgaben der Projektgruppe, Sitzungsrhythmus und -rahmen, Administration und Koordination) sowie die ungefähre Zeitplanung.

Ein Projekt zur Abschieds- und Sterbekultur in Ihrer Institution – Leitfragen:

- Ein Projekt zur Abschieds- und Sterbekultur in Ihrer Institution – ist das überhaupt ein Thema für Sie? Wenn ja, warum?

- Welche Erwartungen haben Sie an ein solches Projekt?

- Gibt es Themen, Fragen in diesem Zusammenhang, die Sie besonders beschäftigen und die Ihnen wichtig sind?

- Ist die Leitung Ihrer Institution bereit, zeitliche und personelle Ressourcen für ein solches Projekt zur Verfügung zur stellen?

- Die Auseinandersetzung mit Abschied, Sterben und Tod kann vieles auslösen. Soll und darf das sein in Ihrer Institution?

- Die Projektgruppe hat eine wichtige Bedeutung hinsichtlich der Akzeptanz und Authentizität des Projekts. Die Mitglieder einer solchen Gruppe sind Botschafter des Projekts in ihrem jeweiligen (Arbeits-)Umfeld. Wer müsste der (interdisziplinären) Projektgruppe in Ihrer Institution angehören, damit alle Beteiligten (Ärztinnen und Ärzte, Pflegende, Therapeuten, Mitarbeitende weiterer Dienste, Angehörige, Bewohnerinnen, Seelsorge) sich angemessen vertreten und miteinbezogen fühlen würden?

Sinnvollerweise wird ein Projekt zum Thema Abschieds- und Sterbekultur von einer interdisziplinären Projektgruppe erarbeitet, der Vertreterinnen und Vertreter der verschiedenen Professionen und Hierarchiestufen der Institution angehören. Da die Mitglieder der Projektgruppe gleichzeitig auch «Botschafterinnen» bzw. «Botschafter» für das Projekt innerhalb der Institution sind, ist es von Vorteil, wenn diese Personen einen guten Bezug zur Basis haben und in der Institution über eine hohe Akzeptanz verfügen. Im Bethesda gehörten der Projektgruppe der Direktor des Hauses, die Pflegedienstleitung

(Leiter und Stellvertreterin), eine Wohnbereichsleiterin, die Seelsorge, zwei Belegärzte, zwei ehemalige Angehörige (wovon eine bis heute als Freiwillige im Bethesda tätig ist) sowie die Projektleitung von Dialog Ethik an. Diese Gruppe traf sich in der Folge während rund drei Jahren regelmässig alle sechs Wochen zu einer eineinhalbstündigen Sitzung.

10.4 Einführung ins Thema und Klärung der Grundbegriffe

Abschieds- und Sterbekultur hat viel mit Wert- und Normenvorstellungen zu tun und bedingt eine Auseinandersetzung mit verschiedenen ethischen Aspekten einer Institutionskultur. Solche Auseinandersetzungen geschehen vor dem Hintergrund verschiedener Vorstellungen zur Funktion von Ethik. Für die einen ist Ethik ein «nice to have», andere erwarten von der Ethik fixfertige Antworten darüber, was richtig und was falsch ist. Zudem haben die an einem solchen Projekt beteiligten Personen unterschiedliche Fähigkeiten und Übung, ein Argument oder eine Handlung analysierend zu hinterfragen, um die dahinterstehenden (Wert-)Haltungen zu erkennen.

Der ethische Kern eines Problems – Leitfragen:

- Ausgehend von praktischen Beispielen in der eigenen Institution: Was ist überhaupt das Problem? Worum geht es im Kern? Was sind die spezifisch ethischen Fragestellungen?

- Gibt es unterschiedliche Meinungen zum Vorgehen? Wenn ja, was ist der Grund für die unterschiedlichen Positionen? Ist es eine medizinisch unterschiedliche Beurteilung der Situation? Oder sind Sie sich nicht einig, was eigentlich «gut» ist für die Patientin bzw. den Patienten oder was «Sinn» macht?

- Wenn Uneinigkeit besteht in der Frage nach dem, was «gut» ist oder «Sinn» macht: Was ist für Sie das Kriterium für «gut» oder «Sinn»? Welche Normvorstellungen und Werte von Ihnen persönlich sind dabei allenfalls eingeflossen?

- Versuchen Sie verschiedene Fallsituationen zu analysieren und zu formulieren, was Ihrer Meinung nach:

  – die zentralen Wert- und Normvorstellungen der Patientin / des Patienten in dieser Situation sind;

– welche Werte / Anliegen in der Haltung der Angehörigen zum Ausdruck kommen;

– wie Ihre persönliche Werthaltung in dieser Situation ist;

– welche Wert- und Normvorstellungen wohl hinter der Meinung anderer Betreuender stehen.

Beschliesst eine Institution, ein Projekt zu lancieren, das sich mit ethischen Fragen beschäftigt, kann in der Regel bei der Geschäftsleitung und den Mitgliedern einer Projektgruppe noch kein oder nur wenig explizites ethisches Fachwissen vorausgesetzt werden. Dies war auch bei den Mitgliedern der interdisziplinär zusammengesetzten Projektgruppe «Abschieds- und Sterbekultur» im Bethesda nicht anders. Zur Einführung dieses Themas empfiehlt es sich, unmittelbar an die Praxis anzuknüpfen und anhand solcher Beispiele die wichtigsten ethischen Grundbegriffe zu klären und einzuführen. Vorrangig gilt es, für ethische Fragestellungen zu sensibilisieren und sie erkennbar zu machen. Im Bethesda wurde wie folgt vorgegangen:

- Anhand der Diskussion von konkreten Fallbeispielen aus dem Haus erfuhren die Projektgruppenmitglieder, dass ethische Fragen und Themen unmittelbar mit den täglichen Erfahrungen und Herausforderungen in einem Pflegeheim zu tun haben.

- Im nächsten Schritt wurde die Unterscheidung von normativen und deskriptiven Aspekten vermittelt, d.h. die Projektgruppenmitglieder lernten Fakten von Werten und Normen zu unterscheiden.

- Anschliessend wurden die wichtigsten ethischen Grundbegriffe wie beispielsweise Autonomie und Würde oder die vier Grundprinzipien der Medizinethik nach Beauchamp & Childress eingeführt und möglichst praxisnah erläutert; anhand von Fallbeispielen wurden Fragen wie die Unterscheidung zwischen Autonomieanspruch und Autonomiefähigkeiten diskutiert.

- Weiter ging es darum, bewusst zu machen, dass die Auseinandersetzung mit Wert- und Normvorstellungen und weiteren ethischen Aspekten im Zusammenhang mit Abschieds- und Sterbekultur unabdingbar ist.

- Durch die Einführung ethischer Grundbegriffe entsteht eine gemeinsame Basis und ein Verständnis hinsichtlich der wichtigsten ethischen Grundterminologie in der Projektgruppe. Als Einstiegslektüre im Zusammenhang mit dem Thema Abschieds- und Sterbekultur ist das Buch «Sterben im Pflegeheim – Perspektiven und Praxis einer neuen Abschiedskultur» von Roland Kunz und Karin Wilkening (siehe Bibliographie) empfehlenswert.

10.5 Projektinformation und Ist-Erhebung im Haus

«Ein Projekt zum Thema Abschieds- und Sterbekultur in unserem Haus?» – Die Reaktionen auf diese Information können sehr unterschiedlich ausfallen. Von den einen wird sie mit grossem Interesse begrüsst und mit dem Gefühl, in der Herausforderung ihrer Arbeit ernst genommen zu werden. Andere nehmen sie eher kritisch-ablehnend zur Kenntnis – sei es aus einer Scheu, sich so bewusst und direkt mit dieser Thematik auseinanderzusetzen oder aber weil befürchtet wird, die bisherige Arbeit genüge nicht oder werde nicht wertgeschätzt.

Entsprechend wichtig ist ein gutes Aufgleisen der Kommunikation über das Projekt, das in der Regel mit einer «Ist-Erhebung» beginnt. Eine solche Erhebung liefert nicht nur wertvolle Erkenntnisse und Informationen zur bisherigen Abschieds- und Sterbekultur in einer Institution und den damit verknüpften Strukturen und Abläufen. Sie ist auch eine gute Gelegenheit, die Mitarbeitenden über das Projekt, die Motivation dazu und seine Ziele umfassend zu informieren und aktiv miteinzubeziehen. Entsprechend umfasst das Vorgehen in dieser Phase des Projektes folgende fünf Schritte:

1. Festlegung von Ziel und Inhalt der Ist-Erhebung.

2. Information über das Projekt in der Institution.

3. Faktenerhebung zu den strukturellen Rahmenbedingungen der bisherigen Abschieds- und Sterbekultur anhand der Sichtung verschiedener betriebsinterner Papiere, ergänzender Gespräche mit der Institutionsleitung sowie anhand eines Fragebogens, der von den verschiedenen Professionsvertretern innerhalb der Projektgruppe ausgefüllt wurde.

4. Qualitative Ist-Erhebung anhand von strukturierten Interviews ausgewählter Personen (Näheres dazu in Diekmann 1995, 444).

5. Auswertung der Daten, Erstellen des Schlussberichts sowie Vorstellen der Resultate im Haus.

10.5.1 Festlegung von Ziel und Inhalt der Ist-Erhebung

In einem ersten Schritt müssen Ziel und Inhalt einer Ist-Erhebung geklärt und hierfür folgende Fragen beantwortet werden:

- Was für eine Funktion bzw. welchen Verwendungszweck soll diese Ist-Erhebung haben?

- Was wollen/müssen wir wissen?

- Welche finanziellen und zeitlichen Ressourcen stehen uns dafür zur Verfügung?

Ziel muss keine wissenschaftliche Analyse sein, sondern das Erfassen des Status quo bezüglich Abschieds- und Sterbekultur im Haus als Arbeitsgrundlage zuhanden der Projektgruppe. Dazu gehören:

- die strukturellen Rahmenbedingungen und Abläufe im Haus, die im Zusammenhang mit Abschied, Sterben und Tod relevant sind (sogenannte Faktenerhebung);

- was an Ritualen und Handlungen im Sinne einer Abschieds- und Sterbekultur bereits gelebt wird – sei es als Initiative Einzelner oder als selbstverständliche, aber in diesem Kontext dennoch bedeutsame Handlungen (sogenannte qualitative Ist-Erhebung anhand von strukturierten Interviews);

- wie der Umgang mit Abschied, Sterben und Tod im Positiven wie im Negativen bisher erlebt wird und was in diesem Zusammenhang an Bedürfnissen und Wünschen vorhanden sind (sogenannte qualitative Ist-Erhebung anhand von strukturierten Interviews).

Die Erkenntnisse aus diesen Erhebungen sind Basis und Anknüpfungspunkt im Hinblick auf das Formulieren einer eigenen Vision und später das Konzept für die konkrete Umsetzung einer bewusst gelebten Abschieds- und Sterbekultur.

10.5.2 Projektinformation

Als Erstes werden die Leitungs- bzw. Kaderpersonen in einer Institution konkret über die einzelnen Projektschritte informiert. Im Bethesda waren dies die Wohnbereichsleitenden, die leitenden Personen der Hotellerie sowie aller anderen administrativen Bereiche. Im Rahmen einer regulären Kadersitzung informierte die Projektleiterin diese Personen über das Projekt und dokumentierte sie schriftlich über das geplante Projektvorgehen. In einem nächsten Schritt werden alle Beteiligten informiert – in diesem Fall Pflegende, akkreditierte Ärztinnen und Ärzte, Bewohnerinnen, Angehörige, die Mitarbeitenden der verschiedenen Therapien sowie der weiteren Dienste. Der zeitliche Abstand zwischen einer Kaderinformation und der allgemeinen Information aller Beteiligten sollte möglichst gering sein, denn ein solches Projekt betrifft alle gleichermassen und deshalb sollten auch alle über dieselbe Informationsbasis verfügen.

Eine gute Gelegenheit zur Information bietet die Einladung zur Teilnahme an den Interviews im Rahmen der qualitativen Ist-Erhebung (Schritt 4). Durch eine schriftliche Einladung, die der jeweiligen Zielgruppe entsprechend formuliert wird, können die Adressaten in ihrem jeweiligen Kontext abgeholt und für eine konstruktive Projektmitarbeit gewonnen werden. Kern und Ziel eines solchen Briefes sollte das klar formulierte Interesse an den Erfahrungen, Standpunkten, Wünschen und Bedürfnissen aller Beteiligter hinsichtlich einer Abschieds- und Sterbekultur sein. Alle Bewohnerinnen, welche in der Lage waren, Informationen aufzunehmen, wurden im Bethesda über das Projekt informiert und durch Bezugspflegende zur Teilnahme an Interviews eingeladen.

Durch die Verknüpfung von Projektinformation und Einladung zu den Interviews wird signalisiert, dass dieses Projekt auf das Mitwirken aller Beteiligten angewiesen ist und am konkret gelebten Alltag anknüpfen möchte. Alle Beteiligten sollen und wollen gehört, miteinbezogen und gerade bei diesem Thema mit ihren Anliegen, Wünschen und Bedürfnissen bezüglich dieses Themas ernst genommen werden.

10.5.3 Ist-Erhebung Teil 1: Die Faktenerhebung

Die Faktenerhebung in Form einer Ist-Erhebung hat zum Ziel, Informationen zu den strukturellen Rahmenbedingungen und Abläufen im Haus im Zusammenhang mit Abschied, Sterben und Tod zusammenzutragen. Dies kann unterschiedlich bearbeitet werden. Im Bethesda wurde wie folgt vorgegangen:

1. Bestehende offizielle Unterlagen und Dokumente wie Ablaufpapiere, das Leitbild, Leitfäden für die Betreuung, Informationsbroschüren etc. des Bethesda, welche für die Abschieds- und Sterbekultur im Haus relevant sind, wurden zusammengetragen und gesichtet.

2. Mit der Leitung wurden offene Fragen zu den Strukturen des Hauses sowie zu administrativen und organisatorischen Abläufen bezüglich der Abschieds- und Sterbekultur geklärt.

3. Auf der Basis der bisherigen Kenntnisse des Hauses sowie ergänzt um Erkenntnisse aus Fachliteratur zum Thema (z. B. Wilkening & Kunz 2003) stellte die Projektleitung einen Fragebogen zusammen, der durch die Mitglieder der Projektgruppe ausgefüllt wurde (Beispiele des Fragebogens finden sich im Anhang). Dabei ging es um folgende Aspekte:

   – Abläufe im Haus;

   – Entscheidungsprozesse/-verfahren im Bethesda;

   – Kommunikation;

   – interdisziplinäre Zusammenarbeit im Haus / Zusammenarbeit mit den externen Schnittstellen;

   – bereits vorhandene hausinterne Abschieds- und Sterberituale.

Fragen zur Faktenerhebung

- *Abläufe im Haus:* Wie sieht das Vorgehen beim Heimeintritt, Spitalaufenthalt, Todesfall etc. konkret aus in Ihrem Haus? Wie erfahren Sie und ihre Mitarbeitenden / Kolleginnen und Kollegen beispielsweise, dass jemand in Ihrer Institution verstorben ist?

- *Entscheidungsprozesse und -verfahren:* Wo / in welchem Rahmen werden Entscheide mit (medizin-)ethischer Tragweite getroffen? Wer ist daran beteiligt? Wie werden die Entscheidungen getroffen (Entscheidungsfindungsverfahren)? Wie werden diese kommuniziert?

- *Kommunikation:* Wenn eine Bewohnerin Wünsche äussert im Zusammenhang mit Abschied, Sterben und Tod, in sehr schlechtem / kritischem Zustand ist, im Sterben liegt oder verstorben ist: Wer kommuniziert wem was wie in dieser Situation? (Mitarbeitende untereinander, Angehörige, Mitbewohnerinnen)

- *Interdisziplinäre Zusammenarbeit im Haus / Zusammenarbeit mit den Schnittstellen:* Wie ist die interdisziplinäre Zusammenarbeit im Haus geregelt / läuft sie ab (Rapporte, Gespräche mit Angehörigen etc.)? Welche Schnittstellen gibt es (z. B. Spital, Spitex)? Wie läuft die Zusammenarbeit ganz konkret ab?

- *Hausinterne Abschieds- und Sterberituale:* Gibt es hausinterne Abschieds- und Sterberituale? Wenn ja, welche?

10.5.4 Ist-Erhebung Teil 2: Die qualitative Ist-Erhebung

Während eine Faktenerhebung primär Informationen zu den strukturellen Rahmenbedingungen liefert, will eine qualitative Ist-Erhebung ein Stimmungsbild gewinnen. Hierfür eignen sich halbstrukturierte Interviews sehr gut, in denen die interviewten Personen ausführlich zu Wort kommen können. Damit «wird am Alltagsgespräch angeknüpft und eine vertraute Gesprächsatmosphäre geschaffen, so dass Hemmschwellen eher abgebaut werden» (Diekmann 1995, 445). Zu Wort kommen sollten jene, welche die bisherige und zukünftige Abschieds- und Sterbekultur prägen und leben: Pflegende, Belegärzte, die Seelsorge, Therapeutinnen, weitere Mitarbeitende des Hauses, Angehörige sowie Bewohnerinnen.

Die qualitative Ist-Erhebung erfolgte im Bethesda anhand von:

- Einzelinterviews mit Bewohnerinnen;

- Gruppengesprächen mit Pflegenden, Belegärzten, Angehörigen, Mitarbeitenden der Therapien und Mitarbeitenden weiterer Dienste;

- weiteren Gesprächen mit Schlüsselpersonen im Haus (u.a. mit der Seelsorge und der Leitung des Bewohnerinnenbüros);

- Informationen aus Mittagsrapporten, die in regulärem Rahmen stattfanden und an denen die Projektleiterin als zuhörende Beisitzerin teilnahm.

Für die Einzelinterviews und die Gruppengespräche wurden auf der Basis der Erkenntnisse und Informationen aus der Faktenerhebung, der in der Projektgruppe zusammengestellten Fragen und Themen für die Ist-Erhebung sowie unter Miteinbezug des Buches von Wilkening & Kunz (2003) halbstrukturierte Gesprächsleitfäden ausgearbeitet. Unterstützt wurde die Projektleitung dabei durch einen externen Fach-Experten mit Erfahrung bezüglich Ist-Erhebungen in Heimen sowie durch eine weitere Mitarbeiterin von Dialog Ethik mit entsprechenden beruflichen Erfahrungen und Fachwissen. Um den Gesprächsverlauf möglichst offen halten zu können, wurde kein eigentlicher Fragebogen verwendet und es wurde nur ein ungefährer Zeitraum für die jeweiligen Gruppengespräche definiert. Dieses Vorgehen erwies sich bereits nach den ersten Gesprächen als richtig.

Die inhaltliche Konzeption der Gespräche mit den Bewohnerinnen wurde bewusst weniger umfassend gehalten als jene der Gruppengespräche, um die Gesprächsdauer auf maximal zwanzig Minuten bis eine halbe Stunden zu beschränken und dadurch eine Überforderung der Gesprächsteilnehmenden zu vermeiden.

Ziel der Gruppen- und Einzelgespräche war es, Informationen und Erkenntnisse bezüglich folgender Punkte zu erlangen:

- Bedürfnisse / Wünsche, Zufriedenheit und Kritikpunkte am Ist-Zustand bezüglich:

  - Abläufe;

  - Betreuung;

  - Kommunikation / Information, Rahmen bzw. Art und Weise, wie etwas mitgeteilt wird (zwischen Tür und Angel, offiziell / inoffiziell etc.);

  - Rahmenbedingungen (finanziell, personell, Weiterbildung, Supervision etc.);

  - Entscheidungsprozessen und interdisziplinärer Zusammenarbeit;

  - Ritualen im Zusammenhang mit Tod und Sterben;

  - zeitlichem und örtlichem Raum für das Abschiednehmen und Trauern;

  - Begleitung im Abschiednehmen und in der Trauer.

- Erwartungen / Selbstverständnis bezüglich:

  - der eigenen Rolle und Aufgaben;

– der Rolle der anderen (Pflege gegenüber Medizin, Bewohnerin gegenüber Heimleitung etc.).

Diese Punkte wurden, wie oben erwähnt, nicht systematisch erfragt. Vielmehr ging es darum, in den zwar strukturierten, aber offen gehaltenen Gesprächen herauszuhören, was bisher schon an Abschieds- und Sterbekultur vorhanden war und wie sie von den verschiedenen Beteiligten gelebt und erlebt wurde. Die Fragen für die Gespräche mit den Bewohnerinnen hingegen wurden sehr viel konkreter gefasst.

Die Offenheit und Ehrlichkeit sowie die Vielzahl von Aspekten und Gedanken, die im Rahmen dieser Gespräche eingebracht wurden, war beeindruckend. Mehrheitlich wurde es sehr begrüsst, dass diese Thematik, mit der alle – sei es als betreuende Person, als Bewohnerin, als Angehörige, oder als Mitarbeitende(r) anderer Dienste des Hauses – konfrontiert waren, ein offenes Forum bekam und bewusst aufgenommen wurde. Das Ernstnehmen und Zuhören im Rahmen dieser Gespräche war, wie sich zeigte, ein erster entscheidend wichtiger Schritt.

Fragen und Themen der Gesprächsleitfäden für die Gruppeninterviews

- Gibt es eine eigentliche Abschieds- und Sterbekultur in Ihrem Haus, die Sie als solche erleben? Wie/wo kommt diese für Sie zum Ausdruck?

- Gibt es ganz spezielle und/oder gute Erfahrungen im Zusammenhang mit Abschied, Sterben und Tod, an die Sie sich erinnern? Welche schwierigen, belastenden Erfahrungen haben Sie in diesem Zusammenhang gemacht? Wodurch zeichnen sich die positiven und die negativen Erfahrungen aus?

- Kann im Haus offen und ehrlich über Abschied, Sterben und Tod gesprochen werden?

- Haben Sie Wünsche hinsichtlich einer bewusst gelebten Abschieds- und Sterbekultur?

- Gibt es etwas, was Sie bisher vermisst haben und Ihnen wichtig wäre?

- Gibt es bereits Rituale / Angebote im Haus, die Sie als hilfreich und gut erleben?

- Wie erleben Sie die (interdisziplinäre) Zusammenarbeit und Kommunikation in der Sterbephase einer Bewohnerin? Was wären für Sie die Kriterien für eine «optimale» interdisziplinäre Kooperation mit den anderen beteiligten Berufsgruppen einerseits und mit den Angehörigen andererseits?

- Welche Erwartungen haben Sie als Bewohnerin, als Angehörige gegenüber den Betreuenden und gegenüber der Hausleitung?

- Was ist Ihnen wichtig im Zusammenhang mit dem Abschieds- und Sterbeprozess einer Bewohnerin?

- Wie erleben Sie Entscheidungsfindungsprozesse in schwierigen Situationen? Wie ist das Vorgehen dabei? Gibt es bestimmte Kriterien, die berücksichtigt werden?

- Wie gehen Sie um mit Konflikten zwischen Arzt, Pflegenden und/oder Angehörigen?

- Fühlen Sie sich als (Mit-)Bewohnerin bzw. als Angehörige ernst genommen und «aufgehoben»?

- Werden Sie (als Angehörige) Ihrem Bedürfnis/ Wunsch entsprechend miteinbezogen?

- Fühlen Sie sich als Bewohnerin bzw. als Angehörige der jeweiligen Situation angemessen aufgeklärt, informiert und betreut?

- Wie erleben Sie die Gesprächskultur im Haus?

- Werden die Bewohnerinnen – soweit möglich – ihren individuellen Bedürfnissen entsprechend betreut und ihre verbal und non-verbal mitgeteilten Willensäusserungen respektiert?

- Wie sehen Sie Ihre Rolle und Ihren Auftrag in der Begleitung und Betreuung pflegebedürftiger, alter Menschen? Was ist Ihre jeweils «wünschbare» und die effektiv «mögliche» Rolle im Rahmen der gegebenen Bedingungen? Wie verarbeiten Sie das Erlebte? Gibt es Austausch- und Gesprächsmöglichkeiten? Wenn ja, wie beurteilen Sie diese?

- Welche Bedürfnisse haben Sie als Betreuende(r) bezüglich Wissen und Weiterbildung im Zusammenhang mit Abschied, Sterben und Tod, und inwiefern werden diese befriedigt?

- Spielen die unterschiedliche Religiosität und kulturelle Herkunft der Betreuenden eine Rolle? Haben sie eine Auswirkung auf den Umgang mit Abschied, Sterben und Tod?

Das Thema und das Projekt waren damit präsent im Haus und bei den Beteiligten. Ihr Beitrag und ihre Beteiligung waren gefragt und unabdingbar – eine zentrale Botschaft für die Akzeptanz des Projektes im Haus sowie für die Bereitschaft, sich mit dem Thema aktiv auseinanderzusetzen.

10.5.5 Auswertung und Präsentation der Ist-Erhebung

Das Material der Ist-Erhebung wurde im Hinblick auf die damit gewonnenen Erkenntnisse ausgewertet und der Projektgruppe zur Verfügung gestellt, z.B. anhand eines schriftlichen Berichts. Im Bethesda hatte dieser Bericht folgenden Aufbau:

- *Einleitung:* Hintergrund, Vorgehen und Übersicht zur Ist-Erhebung.

- *Teil 1:* Darstellung der Resultate aus den Einzel- und den Gruppengesprächen anhand der Protokolle. Zur besseren Orientierung und Lesbarkeit wurden die Aussagen jeweils thematisch unter einem Stichwort zusammengefasst.

- *Teil 2:* Grafisch dargestellte Auswertungen wichtiger Aussagen (nicht bei allen Themen/Aussagen möglich). Die Grafiken beruhten nicht auf statistisch erhobenen Zahlen, sondern gaben eine in den Gesprächen wahrgenommene Grundstimmung und Gewichtung wieder. Querverweise im Fussnotentext zu den Aussagen aus den verschiedenen Gesprächen ermöglichten einen differenzierten Rückbezug.

- *Teil 3:* Den dritten Teil des Berichts bildeten offen formulierte Arbeitshypothesen, welche keinen verbindlichen oder abschliessenden Charakter hatten, sondern vielmehr zur Diskussion offen standen und einladen sollten. Sie wurden basierend auf Aussagen aus den verschiedenen Gesprächen formuliert und sollten zum nächsten Arbeitsschritt überleitende Funktion haben für die Projektgruppe.

- *Teil 4:* Den Abschluss des Berichts bildete eine Übersicht über die Resultate aus der Faktenerhebung.

- *Anhang:* Gesprächsleitfäden für die Gruppen- und Einzelgespräche.

In manchen Punkten und Aussagen zeigte die Auswertung ein überraschendes Bild. Interessant war, welche Themen im Rahmen welcher Gruppengespräche spontan zur Sprache kamen oder nicht. So wurde beispielsweise der Aufbahrungsraum von der Gesprächsleitung selbst in den Gruppengesprächen nicht thematisiert. Dennoch wurde er in allen Gesprächen zu einem wichtigen Thema.

Wenn eine Ist-Erhebung in einer Institution stattfindet, sind die Teilnehmenden in der Regel neugierig auf deren Resultate. Die Resultate und Auswertungen werden zuerst von der Projektgruppe gesichtet und diskutiert. Dabei wird auch entschieden, inwieweit bestimmte Teile des Berichtes vertraulich behandelt werden sollen. Im Bethesda beschloss man, dass der ausführliche Bericht nur den Mitgliedern der Projektgruppe zur Verfügung stehen, die wichtigsten Resultate aber allen kommuniziert werden sollten. Das Interesse an dieser Präsentation der Ergebnisse und Erkenntnisse war im Bethesda sehr gross. Wie sich zeigte, hatten die Interviews bereits einen ersten Sensibilisierungs- und Reflexionsprozess bezüglich der sonst eher tabuisierten Themen Abschied, Sterben und Tod ausgelöst. Insbesondere für die Pflegenden war die Erkenntnis wichtig, dass schon viel Positives im Haus vorhanden war und auch wertgeschätzt wurde. Gleichzeitig kristallisierten sich mit überraschender Deutlichkeit kritische Punkte heraus, die Anlass zu angeregten Diskussionen gaben.

Die Präsentation und die anschliessende Diskussion der Resultate des Schlussberichts motivierten alle, sich weiterhin am Projektprozess zu beteiligen und sich aktiv mit dem Thema auseinanderzusetzen. Von da an wurde alle zwei Monate im Rahmen der Kadersitzung über die Arbeit in der Projektgruppe und das weitere Vorgehen informiert. So blieb das Thema präsent, und es konnten Rückfragen, Anregungen und aktuelle Erlebnisse eingebracht werden. Von den Mitarbeitenden besonders geschätzt wurde das Abholen- bzw. Einbringenkönnen aktueller Erfahrungen bezüglich Abschied, Sterben und Tod im Rahmen von Sitzungen, Rapporten oder im spontanen Gespräch. Aber auch die Bewohnerinnen und die Angehörigen wurden über die weiteren Projektmeilensteine regelmässig informiert.

10.6 Reflektieren der Grundwerte einer bewusst gelebten Abschieds- und Sterbekultur

Manche haben die Grossmutter sterben sehen. Manche kennen den Tod nur aus dem Fernsehen. Andere haben einen Freund in seiner Krebserkrankung und in seinem Sterben begleitet. Und für einige gehört das Begleiten und Betreuen Sterbender zum Arbeitsalltag. So individuell wie die Erfahrungen mit Sterben und Abschiednehmen, so unterschiedlich ist der Umgang damit. Unsere Lebensgeschichte, unsere eigenen Erfahrungen und Erlebnisse, unsere Ängste und Hoffnungen und schliesslich auch unser soziokultureller und religiöser Kontext prägen unsere Erwartungen und Vorstellungen von Abschied, Sterben und Tod. Gleichzeitig prägen und beeinflussen sie unser hinter diesen Erwartungen und Vorstellungen stehendes Wertesystem und unsere Normvorstellungen. Unser Wertesystem und unsere Normvorstellungen wiederum sind es, die uns in unserem Verhalten, unseren Entscheidungen, unserer Beurteilung einer bestimmten Situation bewusst oder unbewusst leiten. Ganz besonders deutlich wird dies in existenziellen Situationen, zu denen auch Sterben und Tod gehören. Hier werden wir auf unseren Kern, unsere Basis zurückgeworfen – menschlich wie auch hinsichtlich unserer Grundwerte.

Will eine Institution eine bewusste Abschieds- und Sterbekultur leben, so ist es unumgänglich, dass sie sich mit ihrer eigenen Wertebasis auseinandersetzt. Eine Abschieds- und Sterbekultur braucht deshalb als Fundament klar definierte und sorgfältig reflektierte Grundwerte und Normen. Nur aus einem solchen Fundament kann in einem nächsten Schritt eine Vision entwickelt werden, die einerseits unmittelbar an der Praxis anknüpft und andererseits visionär über den Alltag hinausragt und einem Leuchtturm gleich Orientierung gibt.

Der Schritt von den konkreten Ansprüchen, Vorstellungen und Forderungen, wie sie sich aus einer Ist-Erhebung ergeben, zur Formulierung der dahinterstehenden Werte und Normvorstellungen ist nicht einfach, wenn die Mitglieder der Projektgruppe mit dem Ansatz sowie der Terminologie und Grundbegrifflichkeit ethischen Denkens und Formulierens nur wenig vertraut sind. Nach einer generellen Einführung in diese Thematik anhand einiger Fallbeispiele und ausgehend von der in der Institution durchgeführten Ist-Erhebung zum Thema Abschieds- und Sterbekultur ist folgendes schrittweise Vorgehen zu empfehlen:

1. Zusammenstellen der wichtigsten Erkenntnisse, Themen und Ansatzpunkte aus der Ist-Erhebung durch die Projektarbeitsgruppe: Welche Kernthemen lesen die Projektgruppenmitglieder aus dem vorliegenden Schlussbericht zur Ist-Erhebung heraus?

2. Gemeinsames Formulieren der hinter diesen Themen und Ansatzpunkten stehenden Ziele, Anliegen und Grundwerte.

3. Vergleich mit anderen Modellen und Ansätzen von Abschieds- und Sterbekultur.

Eine Hilfestellung leistet dabei das Leitbild einer Institution, welches die Grundwerte und Normen der Institution enthält. Im Bethesda bildeten ergänzend dazu die «Leitsätze für Pflege und Therapien» sowie das «Leitblatt zu Würde und Intimsphäre» eine wichtige Grundlage hinsichtlich der Formulierung der Grundwerte für eine bewusst gelebte Abschieds- und Sterbekultur im Haus.

Den ersten Schritt gemäss obenstehendem Vorgehen erledigen die Mitglieder einer Projektgruppe vorzugsweise individuell. Dadurch werden unterschiedliche Gewichtungen bezüglich Kernthemen aus der Ist-Erhebung in die Projektgruppe hineingetragen, was für die Perspektivenvielfalt wichtig ist. Anschliessend werden die Kernthemen aller Projektgruppenteilnehmer thematisch zusammengestellt, damit in einem nächsten Schritt die dahinter stehenden Ziele, Anliegen und Grundwerte formuliert werden können. Dieser Schritt ist einfacher, wenn er gemeinsam in der Gruppe erfolgt. Einerseits, weil das Formulieren der Grundwerte und Ziele anspruchsvoll ist für eine Gruppe, die damit nur wenig vertraut ist, und andererseits, weil dadurch eine wichtige Diskussion bezüglich der für die Institution zentralen Grundwerte und Anliegen entstehen kann. Die folgende Tabelle nennt hierfür Beispiele aus der Projektarbeit im Bethesda:

Tabelle 2: Zusammenhang zwischen Beobachtungen aus der Ist-Erhebung, die damit verknüpften Grundwerte und den bereits dazu vorhandenen Leitsätzen des Bethesda.

Wichtige Erkenntnis aus der Ist-Erhebung	Anliegen / Ziele / Werte dahinter	Bereits vorhandene Leitsätze des Bethesda
Patientenverfügungen kommt bisher eher eine marginale, zufällige Bedeutung zu. Das Angebot und die Förderung der Inanspruchnahme einer Patientenverfügung könnte Anlass sein für wichtige Gespräche mit Betreuenden und Angehörigen über Sterben und Tod.	• Würde- und Autonomieanspruch der Bewohnerinnen; • Respekt vor dem mutmasslichen Willen; • Anliegen bis zuletzt im Sinne der Bewohnerin zu handeln; • Zuhören und ernst nehmen.	*«Menschliches und kompetentes Betreuen bedeutet für uns: [...]* • *[...] Wir respektieren [dabei] die Grenzen, die uns die Bewohnerin oder deren Angehörige setzen.* • *für die Bewohnerin stellvertretend zu handeln, wenn sie selbst dazu nicht mehr in der Lage ist.* • *die Bewohnerinnen anzuleiten und zu beraten.»*
Rituale sind wichtig und werden geschätzt. Religionsübergreifende, einfache symbolisch-bildliche Handlungen könnten mehr gefördert und allenfalls neu entwickelt werden.	• Möglichkeit, die eigene Spiritualität leben zu können; • Ritualangebot als Ausdruck des Ernstnehmens und des Stellenwerts von Sterben und Tod; • Rituale als Orientierungspunkte, Sicherheit und Halt;	

Wichtige Erkenntnis aus der Ist-Erhebung	Anliegen / Werte dahinter	Ziele / Bereits vorhandene Leitsätze des Bethesda
Eine offene und ehrliche Sprache und Gesprächskultur im Zusammenhang mit Sterben und Tod sind ein entscheidend wichtiges Element für eine bewusst und gut gelebte Abschieds- und Sterbekultur. Diese Gesprächskultur und Offenheit müssten gefördert bzw. entwickelt werden.	• Offenheit gegenüber Gesprächen über Sterben und Tod; • Befähigung zu Gesprächen über Sterben und Tod; • Sich einlassen auf die anspruchsvolle Auseinandersetzung mit Abschied, Sterben und Tod; • Bethesda als Ort, in dem Leben und Sterben ihren Raum und ihre Zeit haben; • Vertrauen als Basis der Verständigung und des Verständnisses;	*Der Tod ist im Bethesda kein Tabu.* *Die Bewohnerin besitzt das Recht, in Würde zu sterben.* *Die Bewohnerin kann mit der Person ihrer Wahl über das Sterben und den Tod sprechen.* *Die Bewohnerin erhält die notwendige Betreuung, um die Trauer um einen nahestehenden Menschen zu bewältigen. [...]* *Der Sterbende wird nicht allein gelassen; er besitzt das Recht auf die Anwesenheit einer einfühlsamen Person an seinem Sterbebett, um darauf in Intimität zu sterben.*
Das Angebot interner Fortbildungen u.a. im Bereich «Palliative Care» und der Betreuung während der Sterbe- und Abschiedsphase könnten ein internes und externes Zeichen im Sinne der Qualitätssicherung und Professionalität sein, aber auch ein Zeichen der Wertschätzung und Leistungsanerkennung gegenüber den Betreuenden.	• Raum und Möglichkeit geben, Erfahrung bewusst zu reflektieren; • Ernstnehmen und Fördern der Mitarbeitenden in ihrer beruflichen und persönlichen Auseinandersetzung mit dem Thema;	*«Wir sorgen für eine sorgfältige Einführung der Mitarbeitenden und für ihre ständige Fort- und Weiterbildung.»*

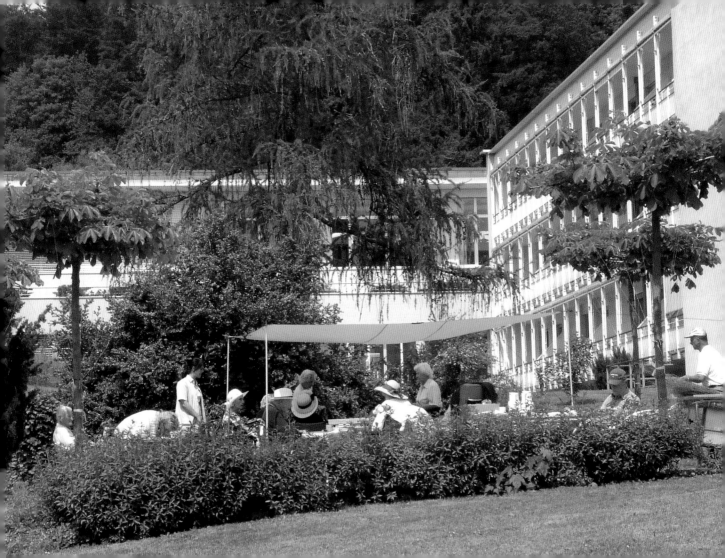

Im Bethesda ergaben sich folgende zentrale Grundwerte, Ziele und Anliegen:

- die Selbstbestimmung, also der Autonomieanspruch der Bewohnerinnen;

- der Respekt gegenüber dieser Autonomie der Bewohnerinnen;

- die Wahrung und der Respekt gegenüber der Würde der Bewohnerinnen;

- Bewusstsein der Individualität und Einmaligkeit jeder Biographie und jedes Abschiedsprozesses;

- Vertrauen als Basis der Verständigung und des Verständnisses und der Betreuung an und für sich;

- Ernstnehmen der Individualitäts- und Beziehungsbedürfnisse der Bewohnerinnen;

- Wahrnehmen und Eingehen auf nicht medizinisch-pflegerische Bedürfnisse wie beispielsweise spirituelle oder seelsorgerliche Bedürfnisse;

- Ernstnehmen der Emotionalität, der Bindung und der Beziehung der Angehörigen;

- Raum für Verarbeitung und Bewältigung – für alle Beteiligten;

- Fachliche Kompetenz in der Betreuung und Begleitung;

- Bethesda als ein Haus zum Leben *und* zum Sterben;

- Offenheit und Transparenz;

- Gegenseitiger Respekt und Wertschätzung unter den Berufsgruppen;

- Optimale Begleitung und Betreuung bis zuletzt;

- Befähigung zu Gesprächen über Sterben und Tod;

- Der Rück- bzw. Quervergleich mit dem Leitbild des Hauses sowie mit den Leitsätzen für Pflege und Therapien und dem Leitblatt zu Würde und Intimsphäre zeigte, dass die darin enthaltenen Grundwerte, Ziele und Anliegen mit jenen, die von der Projektgruppe herausgearbeitet wurden, korrelierten bzw. sie folgerichtig im Sinne einer bewusst gelebten Abschieds- und Sterbekultur weiterführten und ergänzten.

Reduziert und zusammengefasst wurde deutlich, dass drei Schwerpunkte im Zentrum standen:

- Der Respekt gegenüber dem Würde- und Autonomieanspruch der Bewohnerinnen;

- Die umfassende, ganzheitliche und individuelle Betreuung der Bewohnerinnen (was letztlich auch die Angehörigen mit umfasst);

- Der Umgang mit der Ambivalenz im Abschiednehmen (leben und sterben wollen), das Ernstnehmen des Trauerprozesses sowie die Bereitschaft und Notwendigkeit der Auseinandersetzung mit Abschied, Sterben und Tod.

Damit war eine wichtige Grundlage für die Formulierung der Vision erarbeitet. Weiter zeichneten sich aufgrund dieser Vorarbeit und intensiven Auseinandersetzung bereits die tragenden, auf dem Fundament der Grundwerte aufbauenden Säulen einer bewusst gelebten Abschieds- und Sterbekultur ab (vgl. mit **Abbildung 3**):

Säule 1: Betreuungsanspruch und -auftrag gegenüber den Bewohnerinnen und gegenüber den Angehörigen

Säule 2: Ethische Entscheidungsfindung und interdisziplinäre Zusammenarbeit

Säule 3: Verarbeitung (inkl. Schaffung von Geborgenheitsräumen) und Begleitung

Säule 4: Auseinandersetzung und Weiterbildung

Im Sinne einer Kontrolle und allfälligen Ergänzung der so herausgearbeiteten Erkenntnisse wurden in einem letzten Schritt noch einmal die zur Einführung ins Thema verwendete Publikation Wilkening & Kunz (2003) sowie weitere Publikationen zum Thema Abschieds- und Sterbekultur herangezogen. Damit lag ein sorgfältig erarbeitetes, durchreflektiertes Fundament vor, das ein Übergehen zum nächsten grossen Projektschritt ermöglicht: dem Formulieren der Vision für eine bewusst gelebte Abschieds- und Sterbekultur in der Institution.

10.7 Entwicklung einer Vision der Abschieds- und Sterbekultur

Das Erarbeiten einer Vision stellt für jeden Betrieb eine Herausforderung dar – insbesondere aber, wenn eine interdisziplinär zusammengesetzte Gruppe und Vertretende verschiedener Hierarchiestufen eine solche gemeinsam erarbeiten und die Vision den Anspruch hat, ethisch fundiert und gleichzeitig praxisorientiert zu sein. Nach Vereinbarung mit der Projektgruppe hat im Bethesda die Projektleitung einen ersten Entwurf der Vision formuliert. Dieser Erstentwurf wurde dann in der Projektgruppe diskutiert und überarbeitet.

Basis der Vision war das Menschenbild des Bethesda, das jede Bewohnerin in seiner Individualität und den daraus erwachsenden unterschiedlichen Bedürfnissen respektiert und ernst nimmt. Voraussetzung und Kern der Vision stellen die Würde und der Autonomieanspruch des Menschen dar, die unverlierbar, unbedingt zu achten und zu schützen sind.

Die Säulen der Vision stellen folgende übergeordnete Aspekte dar (vgl. mit Abbildung 3):

1. der Betreuungsanspruch und -auftrag gegenüber den Bewohnerinnen, aber auch gegenüber den Angehörigen

2. das Vorgehen in (schwierigen) Entscheidungsfindungssituationen, wobei der interdisziplinären Zusammenarbeit eine besonders wichtige Bedeutung zukommt

3. die Verarbeitung und Begleitung

4. die Weiterbildung.

Die auf dem Fundament von Menschenbild, Würde-
und Autonomieanspruch ruhende, von diesen vier Säulen getragene Abschieds- und Sterbekultur ist in den
strukturellen Rahmen des Hauses gebettet.

Nach Überarbeitung des Textes der Vision wurde
diese von der Projektgruppe verabschiedet und zur Vernehmlassung ins Haus gegeben. Alle Mitarbeitenden wie
auch die Bewohnerinnen, die von Anfang an am Prozess
beteiligt gewesen waren, wurden eingeladen, sich dazu
zu äussern und Änderungs- und Ergänzungsvorschläge
einzubringen. Nach Ablauf dieser Frist wurde schliesslich die offizielle Version der Vision zur Abschieds-
und Sterbekultur im Bethesda verabschiedet («Vision
der Abschieds- und Sterbekultur im Bethesda» siehe
Anhang).

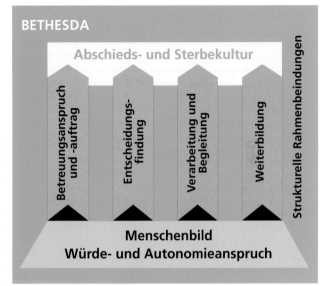

Abbildung 3: Grafische Darstellung der Vision der
Abschieds- und Sterbekultur im Bethesda

10.8 Von der Vision zum Umsetzungskonzept

Eine Vision hat als Ideal die Funktion, Orientierungs- und Ausrichtungspunkt für den gelebten Betreuungsalltag zu sein. Sie muss mit Leben gefüllt werden. Wie die Umsetzung in den konkret gelebten Alltag geschehen soll, ist Gegenstand des nächsten Schritts. Anhand einiger Beispiele wird nachfolgend gezeigt, wie die Kernsätze der Vision einer praktischen, umsetzungsorientierten Weiterformulierung bedürfen, damit sie zu einer im Betreuungsalltag lebbaren Realität werden können (die Leitsätze sind fettkursiv gesetzt, die entsprechenden Fallbeispiele dazu kursiv).

Fachkompetentes, ganzheitliches Betreuen und Begleiten bedeutet, offen und sensibel zu kommunizieren und zu informieren und mit allen Beteiligten regelmässig im Gespräch zu sein. (...) Nach Möglichkeit bieten wir deshalb in unserem Haus Rückzugs- und Geborgenheitsräume sowie Gelegenheiten zum Austausch.

Die nächste Bezugsperson von Frau B. war ihr Enkel. Er kam nicht oft, aber doch immer wieder vorbei, erkundigte sich bei den Pflegenden auch jedes Mal nach dem gesundheitlichen Zustand seiner Grossmutter und hinterliess seine Telefonnummer und Adresse für den Fall, dass sich der Zustand seiner Grossmutter verschlech-

tern sollte. Frau B. schlief eines Nachmittags schliesslich ein, um nicht mehr zu erwachen. Der Enkel, soeben auf Geschäftsreise in den USA, wurde von der Wohnbereichsleitung umgehend benachrichtigt und nahm das nächstmögliche Flugzeug nach Hause. Als er am übernächsten Morgen ins Haus kam, steuerte er geradewegs auf das Zimmer seiner Grossmutter zu. Eine Pflegende konnte ihn im letzten Moment aufhalten – das Zimmer war nämlich am Tag zuvor bereits mit einem Notfallpatienten neu belegt worden. Der Enkel war sichtlich irritiert und betroffen. Die Pflegende erklärte ihm die Situation. Nach kurzem Warten führte sie ihn in den Aufbahrungsraum, den sie vorbereitet hatte und liess ihn dort auf Wunsch allein. Danach nahm sie sich Zeit, ihm seine Fragen nach dem Wie und Warum zu beantworten, und zeigte ihm den Raum, wo man die Sachen seiner Grossmutter aufbewahrt hatte.

Für Angehörige ist es zumeist schwierig, wenn das Zimmer verstorbener Angehöriger innerhalb von drei Tagen oder im Ausnahmefall sogar schneller geräumt werden muss und wieder besetzt wird. Immerhin war dieses Zimmer für die verstorbene Bewohnerin das Zuhause. Es birgt Erinnerungen, in seinen Wänden leben Emotionen und Bilder. Umso wichtiger ist in dieser Situation ein einfühlsamer Umgang mit den Angehörigen und ein Raum bzw. eine Rückzugsmöglichkeit, wo ein Abschiednehmen möglich ist und die Trauer sein darf.

Fachkompetentes, ganzheitliches Betreuen und Begleiten bedeutet, auch Mitbewohnerinnen in

der Sterbephase in ihrer Emotionalität, Bindung und Beziehung zur sterbenden Bewohnerin ernst zu nehmen und soweit möglich und erwünscht miteinzubeziehen.

Frau N. und Frau R. waren über die Jahre gute Freundinnen geworden. Sie besuchten sich regelmässig gegenseitig im Zimmer, tranken oft Kaffee zusammen und plauderten oder gingen gemeinsam mit dem Lädelibus mit auf Einkaufstour. Frau R. litt schon lange an Gelenkschmerzen. Die Beschwerden nahmen langsam, aber stetig zu, die Beweglichkeit immer mehr ab. Nach einem schweren Sturz mit Oberschenkelhalsfraktur erholte sich Frau R. nur schlecht und verliess ihr Zimmer nur noch ungern. Dies tat der Freundschaft der beiden Frauen keinen Abbruch, Frau N. besuchte Frau R. fast täglich in ihrem Zimmer. Eines Tages blieb der Besuch von Frau N. aus. So auch am darauffolgenden Tag. Erst am dritten Tag wagte es Frau R., sich nach Frau N. zu erkundigen. Erst jetzt realisierten die Pflegenden, dass sie vergessen hatten, Frau R. über den Zustand von Frau N. zu informieren. Möglichst schonend teilten sie Frau R. mit, dass Frau N. im Sterben liege und die nächste Nacht kaum überleben werde. Die Angehörigen von Frau N. waren nach einigem Zögern schliesslich bereit, Frau R. eine Weile alleine am Bett von Frau N. verweilen zu lassen, damit sie von ihrer langjährigen Freundin Abschied nehmen konnte.

Im Pflegeheim entstehen neue Beziehungen und auch Freundschaften. Es ist wichtig, wenn es einer Bewohnerin schlecht geht oder sie im Sterben liegt, die ihr nahe stehenden Mitbewohnerinnen ebenso wie die Angehörigen zu informieren und – wenn möglich und erwünscht – mit einzubeziehen bzw. einen Abschied zu ermöglichen.

Fachkompetentes, ganzheitliches Betreuen und Begleiten bedeutet, die Bewohnerinnen in ihrer Individualität und ihren körperlichen, seelischen, spirituellen und sozialen Bedürfnissen wahrzunehmen, ernst zu nehmen, zu betreuen und zu begleiten.

Frau P. ging es seit einiger Zeit nicht gut. Sie wirkte bedrückt, blieb immer in ihrem Zimmer und war sehr einsilbig. Der Arzt konnte keine physischen Ursachen feststellen, eine eigentliche Depression schien auch nicht vorzuliegen. Dann kam eines Tages die Raumpflegerin zu uns, die seit Jahren die Zimmer in unserem Wohnbereich reinigte. Sie hatte ein besonderes Verhältnis zu Frau P., weil beide italienische Wurzeln hatten und sich auch in dieser Sprache miteinander unterhielten. Sie erzählte, dass Frau P. ihr unter Tränen erzählt hatte, dass ihr Sohn ihr Haus werde verkaufen müssen, in dem er mit seiner Frau und den drei Kindern wohnte, um ihren Aufenthalt im Bethesda weiter finanzieren zu können. Das wolle sie aber nicht! Das Haus sei doch das Zuhause ihrer Enkelkinder, ihres Sohnes und ihrer Schwiegertochter! Aufgrund dieser Information suchte die Wohnbereichsleitende das Gespräch mit Frau P. In einem Gespräch wenig später mit der Leiterin des Bewohnerinnenbüros und dem Sohn konnte fürs erste eine Lösung gefunden werden, ohne dass das Haus verkauft werden musste.

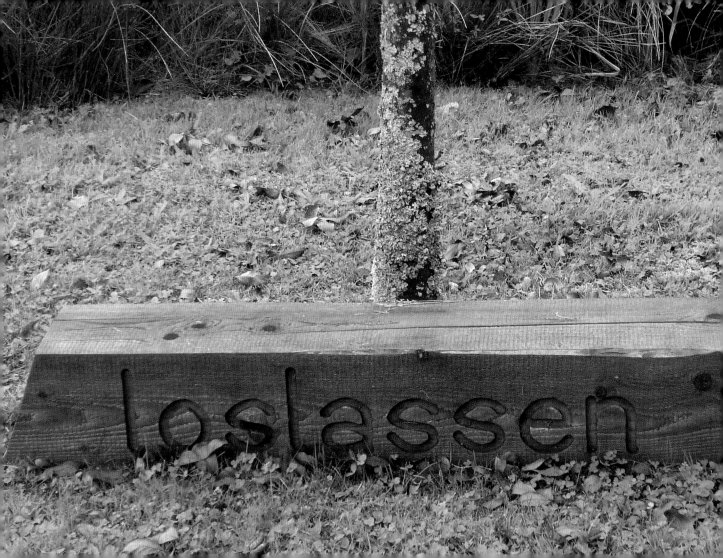

Frau P. begann daraufhin wieder, regelmässig am gemeinsamen Essen und anderen Veranstaltungen im Haus teilzunehmen.

Die Ursache für die Verschlechterung des Gesundheitszustandes einer Bewohnerin ist manchmal schwierig zu eruieren, insbesondere, wenn keine feststellbar medizinischen Gründe vorliegen. Umso wichtiger ist es, ein Gefäss zu haben, das einen Austausch aller Personen möglich macht, die mit einer Bewohnerin in direktem Kontakt stehen. Nur so kann gewährleistet werden, dass wirklich alle wichtigen Informationen und Wahrnehmungsperspektiven zusammenkommen, die ein weiteres Vorgehen möglich machen, das diesem Menschen und dem Anspruch einer fachkompetenten, ganzheitlichen Betreuung und Begleitung gerecht wird.

Wir respektieren den verbal und averbal ausgedrückten Willen der Bewohnerinnen und bemühen uns, ihre Willensäusserungen zu erkennen.

Herr und Frau M. traten gemeinsam bei uns ein. Herr M. war infolge eines Schlaganfalls vor zehn Jahren halbseitig gelähmt und konnte nicht mehr sprechen. Dazu kamen Zeichen einer beginnenden Demenz. Seiner Frau ging es eigentlich noch sehr gut, sie war ihrem Mann zuliebe mit eingetreten. Für uns war sie eine grosse Hilfe, indem sie beispielsweise die nonverbalen Äusserungen und Reaktionen ihres Mannes «übersetzte», wenn wir nicht verstanden, was er wollte. Dann verstarb Frau M. unerwartet. Herr M. ass

nur noch spärlich und trank viel zu wenig, nicht einmal mehr den bisher so geliebten, speziell für ihn eingekauften Kräutertee. Ob er seinen Tee nicht mehr trank, weil nicht mehr seine Frau, sondern wir ihn zubereiteten? Waren der Trauerprozess und der Verlust der Grund für die Nahrungs- und Flüssigkeitsverweigerung? Oder lagen andere Gründe dafür vor? Wir waren dem Grund noch nicht auf die Spur gekommen, als eines Tages die Tochter zu Besuch kam und uns im Stationszimmer aufsuchte, um zu fragen, ob es bei ihrem Vater ein Problem gäbe mit Zucker, sein Tee sei gar nicht mehr gesüsst … Herr M. ass auch in den darauffolgenden Monaten bis zu seinem Tod nicht mehr viel, was wir so respektierten. Aber er trank zumindest seinen reichlich gesüssten Tee wieder.

Nicht immer ist es einfach, die Reaktion eines Bewohners zu deuten und zu verstehen, wenn er nicht mehr sprechen kann oder sich auf andere Weise mitteilt. Ein Gespräch mit Personen, die den Bewohner gut kennen, ist hier oft sehr aufschlussreich. Manchmal liegt es nur am fehlenden Zucker …

Abschiednehmen, Sterben, Tod und Trauer sind intensive und anspruchsvolle Prozesse. Wir möchten allen Bewohnerinnen, Betreuenden und Angehörigen den physischen und zeitlichen Raum geben, den sie für diese Prozesse benötigen.

Herr L. stand mir sehr nahe. Er begrüsste mich immer mit einem Strahlen im Gesicht. Er hatte etwas Verschmitztes, Lebensfrohes.

Er hatte mir viel erzählt von seinem Leben – seiner Kindheit auf dem Bauernhof, wie er seine Frau kennenlernte, wie schwer es für ihn war, mit Mitte vierzig seinen Beruf als Werkstoffspezialist aufgeben zu müssen wegen einer Allergie. Seine zwei Töchter kamen ihn oft besuchen, wir hatten eine gute Beziehung mit ihnen.

Dann kam ich eines Tages aus den Ferien zurück und Herr L. war nicht mehr da. Zwei Tage nach meiner Abreise war er verstorben. Das Zimmer war schon wieder neu belegt. Die Beerdigung war schon vorbei. Das fiel mir alles sehr schwer. Es fehlte mir ein Stück, der letzte Weg, der Abschied.

Betreuende können eine sehr enge Beziehung zu einer Bewohnerin haben. Ebenso wie Angehörige erleben sie dann einen Trauerprozess. Dafür sollte gerade in einer Institution, wo Sterben und Tod zum Alltag gehören, Verständnis, Respekt und Raum vorhanden sein.

Eine wichtige Erkenntnis in der Diskussion über die Grundwerte, Ziele und Anliegen im Bethesda war, dass eine Abschieds- und Sterbekultur schon lange vor dem eigentlichen Sterbeprozess ansetzen muss und viele Aspekte umfasst, an die man zunächst nicht denkt, wenn man von Abschieds- und Sterbekultur spricht. Diese wichtige Erkenntnis hatte natürlich einen nachhaltigen Einfluss auf das Umsetzungskonzept. Das konkrete Vorgehen zur Erstellung dieses Konzepts sah im Bethesda folgendermassen aus: Ein erster Entwurf des Umsetzungskonzepts wurde in der Projektgruppe erarbeitet. Bewusst wurde darin auch das aufgeführt, was im Sinne einer Abschieds- und Sterbekultur im Alltag bereits praktiziert und gelebt wurde. Parallel zur Arbeit am Umsetzungskonzept in der Projektgruppe waren alle Mitarbeitenden auf der Basis der inzwischen offiziell verabschiedeten Vision eingeladen, eigene Umsetzungsvorschläge und Ideen einzubringen. Zu diesem Zweck wurde während rund eines Monats auch ein spezielles Sprechstundenfenster eingerichtet. Alle waren eingeladen, bei der dort anwesenden Projektleiterin ihre Ideen direkt vorzubringen. Es bestand aber auch die Möglichkeit, Vorschläge und Ideen in einem speziell dafür eingerichteten Briefkasten zu hinterlegen. Das Umsetzungskonzept wurde überarbeitet und ergänzt.

Die so weiterentwickelte Erstversion des Umsetzungskonzepts war dann Basis für verschiedene workshopartige Treffen mit den Mitarbeitenden und Angehörigen: An zwei Arbeitsnachmittagen mit den Mitarbeitenden sowie im Rahmen eines Arbeitstreffens mit Angehörigen wurde das bisher erarbeitete Umsetzungskonzept nach Schwerpunktthemen in interdisziplinär zusammengesetzten Gruppen, die von Fachpersonen des Instituts Dialog Ethik geleitet wurden, diskutiert und überarbeitet. Das Engagement und die spürbare Motivation aller Teilnehmenden waren dabei eindrücklich. Über ein Drittel der Belegschaft des Bethesda und zahlreiche Angehörige nahmen daran teil. Nach nochmaliger Überarbeitung und Ergänzung wurde das Umsetzungskonzept in die

Vernehmlassung gegeben und schliesslich offiziell verabschiedet (siehe Anhang). Es erfuhr später im Rahmen der weiteren Projektarbeit sowie der praktischen Umsetzung im Alltag noch verschiedentlich Ergänzungen und kleinere Änderungen bzw. Anpassungen.

Die eigentliche Realisierung einer Abschieds- und Sterbekultur gemäss Vision und Umsetzungskonzept liegt in der Verantwortung und Zuständigkeit der Leitung eines Pflegeheims. Damit diese wirklich Teil einer Organisationskultur wird – d.h. von allen Mitarbeitenden auch gelebt und mitgetragen wird –, muss sie nachhaltig in der Organisation verankert werden. Dies stellt eine besondere Herausforderung dar, wenn die Personalfluktuation relativ hoch ist, wie dies im Bethesda unter den Pflegenden der Fall war. Denn der aktive Miteinbezug der Mitarbeitenden im Verlauf des Projektprozesses ist nicht nur für die Inhalte entscheidend. Gleichzeitig tragen jene Mitarbeitenden und im Besonderen die sehr engagiert Beteiligten die Motivation für das Projekt und die damit verbundene Auseinandersetzung auch in die Teams und die verschiedenen (Wohn-)Bereiche hinein. Für die Kontinuität des Projekts ist es wichtig, neue Mitarbeitende mit den verschiedenen Konzepten und Inhalten vertraut zu machen. Nur so werden die für das Projekt notwendige Identifikation und das Engagement weitergetragen.

Abbildung 4 fasst den gesamten Projektablauf zusammen.

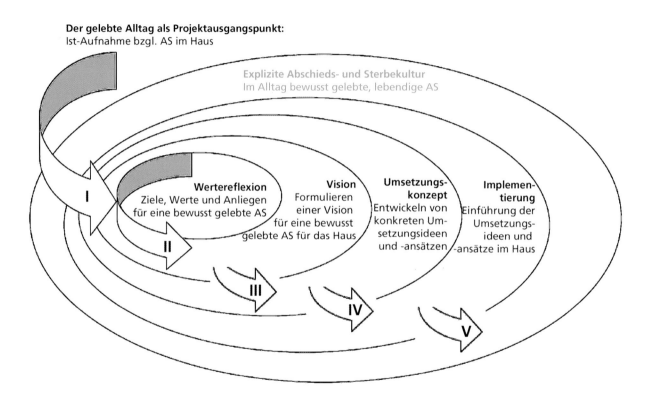

Abbildung 4: Übersicht über die Phasen der Entwicklung und Umsetzung einer Abschieds- und Sterbekultur im Bethesda

Gelebte Abschieds- und Sterbekultur in Ihrer Institution - Themenbereiche

Eintritt

- Wie sieht das Vorgehen beim Eintritt in Ihre Institution aus?

- Gibt es dabei Aspekte, die später im Hinblick auf Abschied, Sterben und Tod relevant sein könnten (z. B. Erfassen, ob jemand eine Patientenverfügung hat, besondere Wünsche / Erwartungen bezüglich Betreuung, Abgeben von bestimmten Informationen etc.)?

Wohnen und Leben

- Welche persönlichen Gestaltungsmöglichkeiten haben Ihre Bewohnerinnen bei der Einrichtung ihres Zimmers sowie ihres Alltags (z. B. eigener Tagesrhythmus, Empfangen von Besuchen, Teilnahme an Veranstaltungen im Haus etc.)?

Fachkompetente, ganzheitliche Betreuung und Begleitung

- Wie sieht das Konzept der ärztlichen, pflegerischen und therapeutischen Betreuung aus in Ihrer Institution? Gibt es hier allenfalls Defizite insbesondere im Hinblick auf die Betreuung und Begleitung in der letzten Phase (Sterbephase im engeren Sinn)?

- Was bedeutet für Sie umfassende Betreuung? Was ist oder wäre nötig, dass Sie diese gewährleisten können?

- Welche Möglichkeiten haben Sie, die Bewohnerinnen in ihren seelischen, sozialen und spirituellen Bedürfnissen abzuholen?

- Wie sieht die Begleitung und Betreuung einer Bewohnerin wie auch der Angehörigen in der letzten Phase (Sterbephase im engeren Sinn) aus?

- Wie werden die Angehörigen in der letzten Phase (Sterbephase im engeren Sinn) begleitet und betreut?

- Wie sieht die Kommunikation mit den Angehörigen, den Mitbewohnerinnen und den anderen Mitarbeitenden aus in der Sterbephase und im Todesfall, aber auch wenn sich der Zustand einer Bewohnerin stark verschlechtert?

- Wie sieht die Regelung bezüglich Zimmerneubelegung nach einem Todesfall in Ihrer Institution aus? Gibt es einen zeitlichen Spielraum? Sind Ausnahmen möglich?

- Wie ist in Ihrer Institution die Zimmerräumung und Übergabe der persönlichen Gegenstände geregelt?

- Wie gehen Sie in Ihrer Institution mit Suizidwünschen um? Gibt es in diesem Zusammenhang ein bestimmtes Vorgehen? Ist die Zulassung bzw. der Umgang mit Sterbehilfeorganisationen in Ihrer Institution geregelt?

Interdisziplinäre Zusammenarbeit und ethische Entscheidungsfindung

- Wie gehen Sie vor in schwierigen Entscheidungsfindungssituationen? Wer wird dabei miteinbezogen? Gibt es dafür allenfalls spezielle Gefässe (z. B. Runder Tisch, interdisziplinärer Rapport o. Ä.)?

- Wie gehen Sie vor, wenn eine Bewohnerin nicht mehr entscheidungsfähig ist?

- Wie sieht die interdisziplinäre Zusammenarbeit, Kooperation und der Austausch in Ihrer Institution aus? Gibt es hier allenfalls Defizite, Änderungs- oder Verbesserungswünsche?

- Wie sieht die Zusammenarbeit aus mit anderen Institutionen, z. B. mit Spitex, Spitälern, auf demenzkranke Menschen spezialisierten Diensten oder gerontopsychiatrischen Kliniken?

- Wie gehen Sie in Ihrer Institution damit um, wenn Fehler passieren?

- Welche Rolle spielen Freiwillige in Ihrer Institution? Wo und wie werden sie in die Betreuung miteinbezogen?

Verarbeitung und Rituale

- Gibt es Rückzugsmöglichkeiten / spezielle Räume (z. B. ein Andachtsraum, Aufbahrungsraum o. Ä.) in Ihrer Institution, wo ein Abschiednehmen oder Trauergespräche möglich sind? Wenn ja, sind diese Räume atmosphärisch stimmig für Sie gestaltet oder wünschten Sie sich diesbezüglich Änderungen? Wenn Ihre Institution über keine solchen Räume verfügt: Welche Möglichkeiten haben Sie sonst oder wo / wie könnte man solche Rückzugsmöglichkeiten neu schaffen?

- Wie begleiten Sie Angehörige, wenn sie kommen, um Abschied zu nehmen?

- Wird auch an die Mitbewohnerinnen in ihrer Emotionalität, Bindung und Beziehung zu einer sterbenden Bewohnerin gedacht? Werden sie auch begleitet in dieser Situation?

- Wie wird der Tod einer Bewohnerin im Haus kommuniziert? Werden Personen, welche einen direkten, engeren Kontakt hatten zur verstorbenen Bewohnerin (z. B. eine Therapeutin oder befreundete Mitbewohnerin), anders informiert? Wenn ja, wie?

- Haben Sie als Mitarbeitende/Mitarbeitender auch die Möglichkeit, dem persönlichen Abschieds- und Trauerprozess Raum zu geben, wenn eine Bewohnerin verstirbt, die Ihnen nahestand? Gibt es in diesem Fall beispielsweise die Möglichkeit, – mit Einverständnis der Angehörigen – an der Beerdigung teilzunehmen? Oder können Sie sich nach Absprache mit Ihren Kolleginnen und Kollegen während der Arbeitszeit einen Moment zurückziehen?

- Gibt es im Todesfall bestimmte, allenfalls institutionsübergreifende Rituale wie eine Jahresabschiedsfeier oder Ähnliches? Haben Sie im Zusammenhang mit Abschied und Tod spezielle Wünsche oder Ideen? Wenn ja, welche? Wie wären diese umzusetzen?

- Welche Begleitungs- und Betreuungsangebote gibt es im Zusammenhang mit Abschied und Trauer?

Auseinandersetzung und Weiterbildung

- Besteht in Ihrer Institution ein (regelmässiges) Angebot hausinterner Veranstaltungen und/oder die Möglichkeit des Besuchs externer Schulungs-/ Weiterbildungsangebote für die Betreuung und Begleitung in der letzten Lebensphase sowie zu Ihrer persönlichen Auseinandersetzung rund um Themen bezüglich Abschied, Sterben und Tod.

- Welches wären Ihre Bedürfnisse bezüglich Fortbildung in diesem Zusammenhang? Gibt es bestimmte Themen, welche Sie besonders wichtig fänden / Sie besonders interessieren würden?

- Gibt es auch Informationsanlässe für Angehörige und Bewohnerinnen, z. B. zum Thema Patientenverfügungen oder Umgang mit einer Demenzerkrankung?

- Gibt es in Ihrer Institution andere Gefässe für einen Austausch, die einer Weiterbildung oder einer vertieften Auseinandersetzung mit bestimmten Themen dienen? Wenn nicht, würden Sie sich so etwas wünschen?

10.9 Ist-Erhebung zum Projektabschluss

Wie kann man den Erfolg und die Umsetzung eines Projekts deutlich machen, dessen erklärtes Ziel eine Kulturveränderung ist? Gespräche und Befragungen mittels Fragebogen ergeben ein ungefähres Bild davon, wo eine Institution steht, was sich allenfalls tatsächlich verändert hat und wo noch Handlungsbedarf besteht.

Man muss sich aber bewusst sein, dass Kulturveränderungen Zeit brauchen. Gemeinsam erarbeitete, wohlklingende Konzepte und Papiere sind eine wichtige Basis mit ihnen allein hat die Kulturveränderung allerdings noch nicht stattgefunden, die Kultur ist damit noch nicht gelebter Alltag. Sie ist auch kein abgeschlossenes Produkt. Der Veränderungsprozess gelingt nur, wenn die Leitung einer Institution diesen kontinuierlich aktiv fördert, begleitet, unterstützt und, wenn nötig, immer wieder neu anstösst – nicht über Wochen und Monate, sondern in einem laufenden Prozess.

Für die Ist-Erhebung zum Projektabschluss im Bethesda führte die Projektleiterin mit verschiedenen Personen in der Institution regelmässig Gespräche und fragte nach dem Stand der verschiedenen Teilaspekte des Projekts. Dies waren mehrheitlich spontane und informelle Gelegenheitsgespräche, die jeweils die Perspektive dieser einen Person wiedergaben. Die so erlangten Informationen waren durchaus aufschlussreich, ergänzten und bestätigten sie sich doch teilweise gegenseitig.

Objektivere und breiter gestützte Schlüsse wurden durch die Auswertung anonymer Fragebogen erzielt. Hierzu wurden drei verschiedene Fragebogen erstellt:

- Fragebogen für Betreuende (Pflegende, Ärztinnen, Therapeutinnen, Seelsorge);

- Fragebogen für Mitarbeitende (Administration, Empfang, Hauswirtschaft, technischer Dienst);

- Fragebogen für Angehörige.

Die Fragebogen waren aber grösstenteils identisch und unterschieden sich nur durch die Ausführlichkeit (Anzahl der Fragen) und einzelne zielgruppenspezifische Fragen. Dies ermöglichte einen Vergleich der Antworten der verschiedenen Zielgruppen.

Die Fragebogen wurden in den verschiedenen Wohnbereichen des Bethesda von der Projektleiterin persönlich eingeführt. Alle weiteren Mitarbeitenden sowie die Angehörigen wurden mit einem Brief eingeladen, an der Befragung teilzunehmen. Auf dem Deckblatt der Fragebogen wurden u.a. ganz kurz noch einmal der Hintergrund und das Ziel des Projekts erläutert, die ungefähre Zeitdauer für das Ausfüllen des Fragebogens angegeben sowie bei den Mitarbeitenden darauf hingewiesen, dass der Fragebogen im Rahmen der regulären Arbeitszeit ausgefüllt werden kann. Letzteres ist nicht unwichtig, signalisiert es den Mitarbeitenden doch, dass die Befragung von der Institutionsleitung befürwortet und unterstützt wird.

Diese Befragung zeigte auf, in welchen Bereichen die angestrebte bewusste Abschieds- und Sterbekultur schon nahezu durchgehend Alltag war und wo noch Handlungs- bzw. Umsetzungsbedarf bestand. Deutlich wurde insbesondere, dass das individuelle Eingehen auf die Bewohnerinnen und ihre Angehörigen in der Sterbephase im Bethesda ganz klar als Kernaufgabe und -kompetenz gelebt wird.

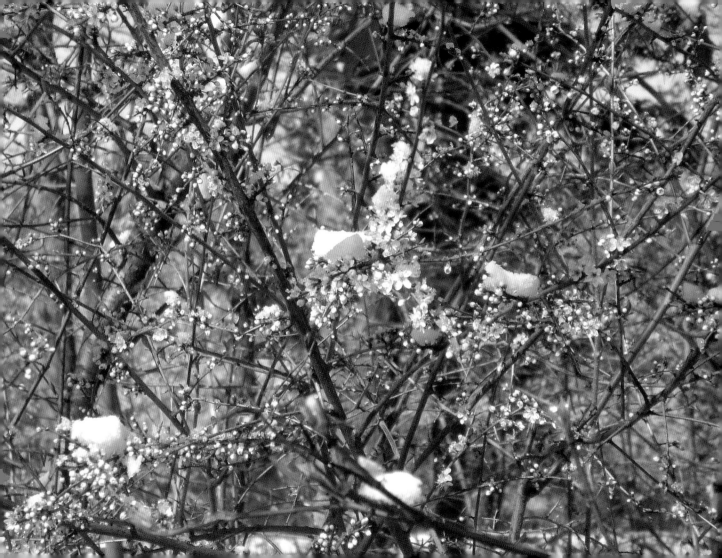

Anhang

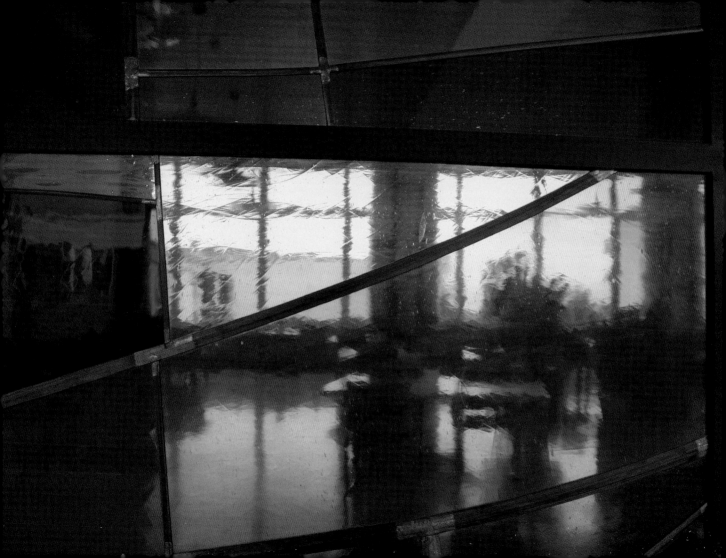

Fragebogen Faktenerhebung

Auszug Fragebogen für Ärztinnen und Ärzte – Sterbephase

Wer informiert die Angehörigen und wie?

....

....

....

Wann wird die Heimleitung durch wen informiert?

....

....

....

....

Werden die Angehörigen auch betreut und begleitet? Wenn ja, durch wen?

....

....

....

Werden die Mitbewohnerinnen und die im Hausdienst tätigen Personen auch informiert? Wenn ja, durch wen?

....

....

....

....

Wer begleitet die sterbende Person?

....

....

....

Wird auf die ganz individuellen speziellen Bedürfnisse des sterbenden Menschen in dieser Situation eingegangen?

....

....

....

Auszug Fragebogen für Pflegende – Todesfall: Konkretes Vorgehen

Wer wird wann wie durch wen informiert?

....

....

....

Wie sieht die interdisziplinäre Zusammenarbeit im (erweiterten) Betreuungsteam aus?

....

....

....

Wie wird mit den Angehörigen kommuniziert?

....

....

....

Wer spricht mit den Angehörigen? In welchem Rahmen?

....

....

....

Wie lange steht ein Bett leer nach einem Todesfall?

....

....

....

....

Besteht – sofern von den Angehörigen offen gelassen – für alle Betreuenden und Mitbewohnerinnen die Möglichkeit, an der Beerdigung teilzunehmen, falls erwünscht? Wenn nein, warum nicht?

....

....

....

....

In welcher Form werden nach einem Todesfall die persönlichen Gegenstände an die Angehörigen zurückgegeben?

....

....

....

Vision der Abschieds- und Sterbekultur im Bethesda

Jeder Mensch und jede Situation ist verschieden – so auch das Abschiednehmen und das Sterben.

Abschiednehmen, Sterben, Tod und Trauer gehören ebenso wie das Leben und die Freude im Bethesda dazu und haben ihren Raum und ihre Zeit.

Menschenbild, Würde und Autonomieanspruch der Bewohnerinnen

Die Würde und der Autonomieanspruch des Menschen sind unbedingt zu achten und zu schützen.

Wir begegnen jeder Bewohnerin als einmaligem und eigenständigem Menschen mit sozialen Bedürfnissen und Beziehungen. Wir respektieren und unterstützen die Bewohnerinnen in der Ausübung ihres Selbstbestimmungsrechts, in ihrer Integrität, in ihrer Spiritualität und ihrer Würde. Die Fähigkeit des Menschen, sich ständig zu entwickeln, ist für uns ein Prozess, der das Leben, die Gesundheit, die Krankheit und das Sterben einschliesst.

Wir anerkennen, dass jede Bewohnerin ihre Existenz individuell wahrnimmt und erfährt. Die Bedeutung, welche die Bewohnerin einer Situation beimisst, und die daraus entstehenden Wünsche und Bedürfnisse, Wahrnehmungen und Erwartungen sind geprägt von der eigenen Lebensgeschichte, ihrem Beziehungs- und Lebenskontext. So sind auch das Erleben und der Umgang mit der letzten Lebensphase, mit dem Abschiednehmen, dem Sterben und dem Tod individuell verschieden.

Betreuungsanspruch und -auftrag

Die Bewohnerinnen haben Anspruch auf eine fachkompetente, ganzheitliche Betreuung und Begleitung.

Fachkompetentes, ganzheitliches Betreuen und Begleiten bedeutet für uns:

- die Würde und Autonomie der Bewohnerinnen zu respektieren;

- das Wohlbefinden der Bewohnerinnen in jeder Phase des Abschiednehmens, unter Mithilfe aller Beteiligter, durch eine sinnvolle und individuelle Begleitung und Betreuung sicherzustellen;

- die Bewohnerinnen in ihrer Individualität und ihren körperlichen, seelischen, spirituellen und sozialen Bedürfnissen wahrzunehmen, ernst zu nehmen, zu betreuen und zu begleiten;

- den Bewohnerinnen Geborgenheit zu vermitteln und Vertrauen zu ermöglichen;

- die Angehörigen nach Wunsch miteinzubeziehen, sie in unserem Betreuungs- und Begleitungsauftrag mit einzuschliessen und in ihrer Emotionalität, Bindung und Beziehung zur Bewohnerin ernst zu nehmen und zu respektieren;

- eine fachkompetente, qualitativ hochstehende palliative Betreuung anzubieten;

- offen und sensibel zu kommunizieren und zu informieren und mit allen Beteiligten regelmässig im Gespräch zu sein;

- in enger interdisziplinärer Kooperation der involvierten Berufsgruppen (intern und extern) und der Bezugspersonen zusammenzuarbeiten;

- die Freiwilligenarbeit zu unterstützen und zu fördern;

- uns an den medizinisch-ethischen Richtlinien und Empfehlungen der SAMW zu orientieren;

- die zur Verfügung stehenden Ressourcen gut zu nützen;

- mit den Verstorbenen respekt- und würdevoll umzugehen;

- auch Mitbewohnerinnen in der Sterbephase in ihrer Emotionalität, Bindung und Beziehung zur sterbenden Bewohnerin ernst zu nehmen und soweit möglich und erwünscht miteinzubeziehen.

Die Inanspruchnahme von Suizidbeihilfe ist in unserem Haus selbst nicht möglich. Wir nehmen Anfragen und Äusserungen betreffend Suizidwünschen aber sehr ernst und sind offen für Gespräche und Fragen zu diesem Thema.

Entscheidungsfindung

Wir respektieren den verbal und averbal ausgedrückten Willen der Bewohnerinnen und bemühen uns, ihre Willensäusserungen zu erkennen.

Ist eine Bewohnerin nicht (mehr) entscheidungsfähig, versucht das Betreuungsteam zusammen mit den Angehörigen (Familie, Freunde etc.), den mutmasslichen Willen zu eruieren.

An einem Entscheidungsfindungsprozess hinsichtlich medizinisch-pflegerischer Massnahmen sind grundsätzlich (Ausnahme Notfallsituation) alle beteiligt: die Bewohnerin bzw., falls dies nicht möglich ist, die Angehörigen, das betreuende Team (Arzt, Pflegende, weitere Betreuende) und die Pflegeleitung.

Wir nehmen uns die notwendige Zeit und den Raum, um in gegenseitiger Verständigung und Verständnis zu einer dem Patienten in seiner individuellen Situation angemessenen und für alle Beteiligten transparenten und nachvollziehbaren Entscheidung zu kommen.

Verarbeitung und Begleitung

Im Glauben daran, dass der Tod nicht das Letzte ist, wird im Bethesda einer einfühlsamen Seelsorge und Begleitung im Sterben grosse Bedeutung beigemessen.

Abschiednehmen, Sterben, Tod und Trauer sind intensive und anspruchsvolle Prozesse.

Wir möchten allen Bewohnerinnen, Betreuenden und Angehörigen den physischen und zeitlichen Raum geben, den sie für diese Prozesse benötigen.

Nach Möglichkeit bieten wir deshalb in unserem Haus Rückzugs- und Geborgenheitsräume sowie Gelegenheiten zum Austausch.

Für Bewohnerinnen, Betreuende und Angehörige besteht die Möglichkeit, professionelle Begleitung in Anspruch zu nehmen.

Das Bethesda entwickelt und pflegt rituelle Handlungen und spezifische Abschiedsrituale im Zusammenhang mit Sterben, Tod und Trauer. Die Multikulturalität und -religiosität in unserem Haus betrachten wir als Herausforderung und Chance.

Weil jeder Mensch anders umgeht mit Abschiednehmen, Sterben, Tod und Trauer, besteht bei uns die Möglichkeit und Freiheit für persönliche Abschiedsrituale des Sterbenden und seiner Nächsten.

Weiterbildung

Die Betreuung und Begleitung sterbender Menschen und ihrer Angehörigen ist fachlich und menschlich anspruchsvoll.

Wir bieten unseren Mitarbeitenden deshalb die Möglichkeit, sich mit Fragen hinsichtlich Sterben, Tod und Trauer persönlich und fachlich auseinanderzusetzen und sich die notwendigen Kenntnisse anzueignen.

Weiterbildungen sollen helfen, die Bewohnerinnen im Sterbeprozess würdevoll und fachlich kompetent zu begleiten, und dazu beitragen, Sterbesituationen zu verarbeiten.

Umsetzungskonzept der Abschieds- und Sterbekultur im Bethesda

Das Umsetzungskonzept des Bethesda spannt einen weiten Bogen, der ansetzt beim Begleitungs- und Betreuungsanspruch der Bewohnerinnen, u.a. auch Themen wie Umgang mit Suizidwünschen oder interdisziplinäre Zusammenarbeit aufnimmt und schliesst mit dem Bereich der Weiterbildung im Zusammenhang mit Abschied, Sterben und Tod.

Wie zu Beginn bereits erwähnt, war das Ziel des Projekts ein ethisch fundiertes und gleichzeitig praxisorientiertes, an der bestehenden Kultur des Hauses Bethesda anknüpfendes Konzept einer Abschieds- und Sterbekultur. Wie die Ist-Erhebung gezeigt hatte, wurde bereits vieles im Alltag gelebt, was wichtiger Teil einer Abschieds- und Sterbekultur ist.

Im Umsetzungskonzept wurde deshalb einerseits bewusst aufgeführt und entsprechend gekennzeichnet, was im Haus bereits vorhanden war und praktiziert wurde, und andererseits das, was im Betreuungsalltag neu dazu kommen und/oder ergänzt/geändert werden sollte.

☐ schon vorhanden/praktiziert in der Institution

■ neue Ideen und Ansätze

Thema	Konkrete Umsetzung
1) BEGLEITUNGS- UND BETREUUNGSANSPRUCH DER BEWOHNERINNEN	
Eintritt	■ Vorbereitende Gespräche des Bewohnerinnenbüros vor dem Eintritt sind wichtig.
	■ Gespräche mit den Bewohnerinnen und den Angehörigen während der Anfangsphase und regelmässige Standortbestimmungen gehören für uns dazu und sind uns wichtig. Dazu gehören auch Gespräche, in denen Wünsche für Krisensituationen und für die Sterbephase besprochen werden (besondere Wünsche/Erwartungen bzgl. Betreuung? Welche Angehörigen sollen verständigt werden? Ist seelsorgerliche Begleitung erwünscht? Wird eine rituelle Handlung gewünscht?).
	■ Ein separates Eintrittsgespräch der Wohnbereichsleiterin bzw. der zukünftigen Kontaktperson mit den Angehörigen (Einführung/Information/Schuldgefühle/Geldängste) innerhalb der ersten zwei Wochen wird angestrebt.
	■ Den beim Eintritt abgegebenen Unterlagen werden auch beiliegen:
	■ die Vision der Abschieds- und Sterbekultur im Haus
	■ ein kurzes Infoblatt zu Patientenverfügungen (Sinn und Zweck einer PV)
	■ eine speziell entwickelte, auf die Bedürfnisse im Bethesda abgestimmte Patientenverfügung
	■ Informationsblatt plus mündliche Information zu Morphin
	☐ Wenn jemand neu bei uns eintritt, erfassen wir folgende Angaben
	☐ Biographie (u.a. Fotoalbum)

□ Bezugspersonen (Verwandte, Freunde, Bekannte)

□ Hobby/geliebte Tätigkeiten

□ Musik und Bücher

□ Essen/Lieblingsspeisen

□ bevorzugte Körperpflege/Kosmetika

□ Erwartungen/Vorstellungen bzgl. Bestattung und Abdankung

■ liegt eine Patientenverfügung vor?

■ Glaubenshintergrund (Wünsche, Seelsorger, Rituale)

Wohnen und Leben

□ Wir stellen unseren Bewohnerinnen einen angemessenen, gemeinschaftlichen Wohn- und Lebensraum zur Verfügung, in dem sie sich – soweit es ihnen möglich ist – frei bewegen und entfalten können.

□ Die Zimmer können individuell gestaltet werden. Nach Wunsch helfen wir den Bewohnerinnen beim Einrichten.

□ Die Gestaltung des Zusammenlebens im Bethesda ist offen. Zweierzimmer können von Personen gleichen oder beiden Geschlechts zusammen bewohnt werden.

□ Die Bewohnerinnen können ihre bestehenden Beziehungen mit Angehörigen, Freunden und Bekannten weiter pflegen und neue Beziehungen im Haus aufbauen.

□ Besuche sind während des ganzen Tages möglich. Gemeinsame Mahlzeiten mit Angehörigen können spontan angemeldet werden. Es können Geburtstagsfeiern oder anderweitige spezielle Einladungen organisiert werden.

Fachkompetente, ganzheitliche Betreuung und Begleitung	☐ Es werden gemeinschaftliche Veranstaltungen aller Art angeboten.

☐ Musik ist für viele Menschen wichtig. Wir fragen unsere Bewohnerinnen bzw. deren Angehörige deshalb nach Musikwünschen.

☐ Pflegende und Ärzte im Bethesda sind vertraut mit den medizinisch-ethischen Richtlinien und Empfehlungen der SAMW zur «Behandlung und Betreuung von älteren, pflegebedürftigen Menschen» und zur «Betreuung von Patientinnen und Patienten am Lebensende» sowie den Richtlinien des SBK zur «Ethik in der Pflegepraxis».

☐ Die ärztliche Betreuung wird sichergestellt durch die akkreditierten Hausärzte, unter denen die Bewohnerinnen wählen können, und allenfalls einen beratenden Facharzt.

☐ Die medizinisch-pflegerische Betreuung wird unterstützt durch verschiedene therapeutische Massnahmen.

☐ Wo uns dies angezeigt scheint, nehmen wir sorgfältige gerontopsychiatrische Abklärungen vor.

☐ Das Personal ist für die palliative Pflege und die Pflege Sterbender ausgebildet und sensibilisiert. Die palliative Betreuung zeichnet sich u.a. aus durch

- eine kompetente, umfassende Schmerztherapie und Symptomkontrolle

- Schmerzaufklärung der Patientinnen

- Spezielle Schmerzerfassung bei Demenzpatienten sowie anderen Patienten, die sich nicht mehr mitteilen können

☐ den Einsatz Basaler Stimulation

☐ möglichst schmerzfreie, bequeme Lagerung

☐ sorgfältige Körper- und Mundpflege.

☐ Die Pflege organisieren wir nach dem Bezugspersonensystem mit Erst- und Zweitbezugsperson.

☐ Wir legen Wert auf eine sorgfältige Pflegeplanung inkl. Pflegeanamnese und erheben sukzessive die Biographiedaten unserer Bewohnerinnen.

☐ Die Pflege und Therapien werden dokumentiert, um die Kontinuität sicherzustellen, unsere Leistungen nachzuweisen, die geleistete Pflege und Therapien zu evaluieren und kreativ anzupassen.

☐ Wir praktizieren die Pflegevisite in allen Wohnbereichen.

☐ Für die meisten Bewohnerinnen ist es schwierig, immer stärkere Abhängigkeit und Angewiesensein auf Hilfe zu akzeptieren. Nicht immer ist es einfach, Bewohnerinnen von etwas zu überzeugen, das zu ihrem Guten wäre. Dies gehen wir mit Geduld und Fantasie an und suchen allenfalls nach gleichwertigen, für die Bewohnerinnen akzeptablen Alternativlösungen.

☐ Wir versuchen, (frühere) Angewohnheiten und Vorlieben von Bewohnerinnen herauszufinden und in die Betreuung aufzunehmen, um ihnen ein Gefühl des Zuhauseseins zu vermitteln.

☐ Auf spezielle Situationen und Bedürfnisse kann flexibel reagiert werden. Individuelle Wünsche werden, wenn immer möglich, berücksichtigt.

☐ Wir unterstützen und schützen unsere Bewohnerinnen.

Sterbephase und Tod

☐ Wir bemühen uns, auf Fragen oder Signale einfühlsam und ehrlich zu reagieren und Sterbenden die Möglichkeit zu geben, über ihre Ängste und ihr Erleben zu sprechen.

☐ Wir passen die Betreuung individuell der Situation der Sterbenden an, nehmen die pflegerischen Massnahmen mit besonderer Sorgfalt und Behutsamkeit vor und gehen ein auf Bedürfnisse wie Ruhe, Schlaf und Nahrungsaufnahme.

☐ Die bestmögliche Linderung aller Symptome, unter denen Sterbende allenfalls leiden, ist für uns selbstverständlich.

☐ Lebensverlängernde Massnahmen werden nicht aufgedrängt.

☐ Die Organisation und Gestaltung der Begleitung in der akuten Sterbephase geschieht in enger Absprache zwischen Pflegenden, Freiwilligen, Belegärzten, Therapeutinnen und Angehörigen.

☐ Letzte Wünsche werden, wenn immer möglich, unterstützt.

☐ Wir ermutigen Bewohnerinnen, ihre Wünsche und Bedürfnisse einzubringen, und unterstützen sie, wenn diese u. U. von jenen der Familie abweichen.

☐ Der Sterbende wird nach Möglichkeit nicht allein gelassen, sofern er dies wünscht. Er hat aber ebenso das Recht, allein zu sein.

☐ Wir wahren die Intimsphäre der Sterbenden und ihrer Angehörigen.

  ☐ In Zweibett-Zimmern besteht die Möglichkeit der Raumtrennung durch eine Trennwand bzw. einen Sichtschutz.

☐ Für die Sterbesituation in Zweibett-Zimmern versuchen wir im Bedarfsfall nach Möglichkeit für die Mitbewohnerin, die im selben Zimmer wohnt, ein Ausweichzimmer zur Verfügung zu stellen.

☐ Falls erwünscht, kann das Zimmer in der Sterbephase speziell gestaltet werden.

☐ Das Pflegepersonal teilt den Mitbewohnerinnen mit, wenn es einer befreundeten Mitbewohnerin schlecht geht. Es informiert die Mitbewohnerinnen über den Tod einer jeden Person, mit denen sie im Haus Kontakt hatten, und begleitet die Mitbewohnerinnen in dieser Situation.

☐ Die Mitbewohnerinnen haben die Möglichkeit, die verstorbene Mitbewohnerin im Zimmer zu besuchen und von ihr Abschied zu nehmen.

Suizidwunsch / Sterbehilfeorganisationen

■ Die Themen Suizidwünsche und Sterbehilfeorganisationen können im Haus unvoreingenommen und offen diskutiert werden. Es besteht in diesem Zusammenhang die Möglichkeit der Inanspruchnahme persönlicher Gespräche. Gleichzeitig wird die Thematik auch im Rahmen von internen Veranstaltungen aufgenommen.

☐ Die Inanspruchnahme von Suizidbeihilfe durch Exit bedingt einen Austritt aus dem Bethesda.

2) BEGLEITUNGS- UND BETREUUNGSAUFTRAG GEGENÜBER DEN ANGEHÖRIGEN

(nachstehend ist nur aufgeführt, was im Rahmen des Betreuungsauftrages gegenüber den Bewohnerinnen noch nicht genannt wurde)

Betreuung und Begleitung	☐ Angehörige und Freunde werden in die Betreuung und Pflegeplanung miteinbezogen, wenn sie dies wünschen.
	☐ Wir legen Wert auf einen guten Kontakt und regelmässigen Austausch mit den Angehörigen.
	☐ Wenn eine Verschlechterung des Zustandes einer Bewohnerin eintritt, werden die Angehörigen umgehend benachrichtigt. Wir klären deshalb immer frühzeitig, wer in welcher Situation kontaktiert werden soll und wo und wie der/die Betreffende erreichbar ist.
	■ Es gibt unter den Pflegenden jeweils eine klare Bezugs- und Kontaktperson für die Angehörigen. Das bedeutet nicht, dass diese Person immer anwesend ist.
	■ Am Eingang jeder Station hängt eine Tafel mit den Fotos und Namen aller Pflegenden. Mit einem Magnet wird täglich angegeben, welche Pflegende an diesem Tag für welche Bewohnerin zuständig und Ansprechperson ist.
	■ In den Wohnbereichen wird mindestens einmal jährlich ein Angehörigenanlass organisiert.

Sterbephase und Tod	
	☐ Die Angehörigen werden entsprechend ihrem Wunsch und ihrer Präsenz in die Sterbebegleitung miteinbezogen. Sie werden aufgeklärt und ermutigt im Umgang mit den Sterbenden. Emotionen können zugelassen, geteilt und gelebt werden.
	☐ Die Familie und/oder die nahe stehenden Personen, die beim Sterbenden wachen, werden nach Bedarf vom Personal unterstützt (Liege, Getränke etc.) und begleitet. Sie signalisieren auch die Möglichkeit und Offenheit, über Ängste und das Erleben der Situation zu sprechen.
	☐ Wir stärken jenen Angehörigen den Rücken, welche oft präsent sind.
	☐ Wir erklären den Angehörigen mit der notwendigen Behutsamkeit, was nach dem Tod mit dem Verstorbenen geschieht (z.B. Notwendigkeit, das Kinn hochzubinden).
	☐ Wir ermutigen die Angehörigen nach dem Eintritt des Todes, sich Zeit und Raum zum Abschiednehmen zu nehmen.
	☐ Wenn immer möglich sollte der Abschied im Zimmer stattfinden können.
	☐ Die Verstorbene wird nach ihren Wünschen bzw. denen der Angehörigen (individuelle Kleidung, Schmuck etc.) hergerichtet.
	☐ Falls eine Unklarheit bzgl. der Bestattungsform besteht, klären die Pflegenden mit den Angehörigen ab, ob Erdbestattung oder Kremation erwünscht ist.
	☐ Angehörige erhalten einen individuellen Kondolenzbrief.
	☐ Die Pflegenden unterstützen die Angehörigen beim Räumen des Zimmers.

3) ETHISCHE ENTSCHEIDUNGSFINDUNG U. INTERDISZIPLINÄRE ZUSAMMENARBEIT

Autonomie-anspruch und Entscheidungs-findung	☐ Wenn eine Patientin nicht mehr ansprechbar oder urteilsfähig ist, versuchen wir den mutmasslichen Willen zu eruieren anhand:

☐ einer Patientenverfügung (falls vorhanden)

☐ der Lebenseinstellung

☐ des Lebenskontextes / der Biographie

☐ früherer Äusserungen in ähnlichen / vergleichbaren Situationen

☐ des Gesprächs mit Personen, die in engem Kontakt stehen mit der betroffenen Patientin und/oder sie schon lange kennen

Patienten-verfügungen

- Wir sprechen das Thema Patientenverfügung schon in der Eintrittsphase an, wenn dies möglich ist oder angezeigt scheint. Dies bietet auch die Chance und Möglichkeit, frühzeitig über Sterben und Tod zu reden und sich damit auseinanderzusetzen.

- Wir bieten Hilfe an bei der Erstellung von Patientenverfügungen. Die Wohnbereichsleitenden zeichnen verantwortlich dafür, vorhandene Patientenverfügungen immer wieder neu zu besprechen, damit sie aktuell bleiben.

- Es wird eine speziell auf die Bedürfnisse im Bethesda abgestimmte Patientenverfügung entwickelt.

Interdisziplinäre Zusammenarbeit	☐ Zum Austausch und für eine gute Kooperation pflegen wir regelmässige interdisziplinäre Rapporte.
	■ Das Pflegeteam und die Therapeutinnen und Therapeuten arbeiten eng zusammen, auch in der palliativen Pflege und Sterbebegleitung.
	☐ Die gerontopsychiatrische Unterstützung der Pflegeteams ist gewährleistet.
	■ Der Austausch zwischen Pflegenden und Ärzten, insbesondere in der terminalen Phase, wird intensiviert.
	■ Wir bemühen uns um eine transparente Fehlerkultur in der interdisziplinären Zusammenarbeit im Bewusstsein, dass wir aus Fehlern alle lernen können.
	■ Im Hinblick auf eine Spitalüberweisung ist das Gespräch und die Information über den Patientenwillen wichtig (Pflegebericht inkl. Patientenwillen ans Spital).
Freiwilligenarbeit	■ Wir suchen und unterstützen die Zusammenarbeit mit den Freiwilligen und ziehen sie in die Arbeits- und Pflegeplanung mit ein, insbesondere auch in den Randzeiten (nachts, am Wochenende).
	■ Wir klären auf der Ebene des Hauses und der verschiedenen Wohnbereiche, welche Aufgaben die Freiwilligen haben, wer sie einsetzt, ob und wer ihnen Anweisungen erteilen darf und wie bei Konflikten verfahren wird.
	■ Für eine optimale Koordination des Einsatzes der freiwilligen Helfer/-innen bestimmen diese eine Ansprechpartnerin/einen Ansprechpartner aus ihrem Kreis.
	■ Freiwillige Helferinnen können in die Sterbebegleitung miteinbezogen werden.

Information und Kommunikation	■ Wir bemühen uns um eine klare und ehrliche Sprache im Zusammenhang mit Sterben und Tod (keine Tabuisierung des Sterbens und Todes durch die Sprache).
	☐ Informationen über Behandlungswünsche oder Patientenverfügungen werden an den behandelnden Arzt weitergegeben, auch bei Überweisung in eine andere Institution.

4) VERARBEITUNG, GEBORGENHEITSRÄUME UND RITUALE

Verarbeitung und Gesprächsmöglichkeiten	☐ Für Bewohnerinnen, Betreuende, weitere Mitarbeitende und Angehörige besteht das Angebot seelsorgerlicher Unterstützung im Bethesda. Es können auch externe Seelsorger verschiedener Religions- und Konfessionszugehörigkeit beigezogen werden.
	☐ Es steht allen Bewohnerinnen offen, mit einer Person ihrer Wahl über das Sterben und den Tod zu sprechen.
	☐ Beim Tod eines Ehepartners braucht die Begleitung des hinterbliebenen Partners viel Zeit. Die emotionale Reaktion kann teilweise sehr heftig, der Trauerprozess intensiv und schwierig sein. Es ist uns wichtig, dass keine Pathologisierung der Trauer stattfindet.
	☐ Die Mitarbeitenden im Bethesda können sich in der Sterbephase und im Todesfall nach Möglichkeit und in Absprache mit ihren Bereichsleitungen im Rahmen der Arbeitszeit die Zeit nehmen, um Abschied zu nehmen von einer ihnen nahe stehenden Bewohnerin.
	☐ Es besteht für Betreuende und Mitbewohnerinnen einer verstorbenen Bewohnerin das Angebot nachgehender Trauerbegleitung. Die Betreuenden sind offen und bereit für Nachgespräche mit trauernden Angehörigen.

☐ Im Rahmen von Abschiedsfeiern im Haus besteht die Möglichkeit des Austauschs und gemeinsamen Erinnerns.

■ Es besteht für Pflegende die Möglichkeit, fachspezifische Supervision in Anspruch zu nehmen.

☐ Es besteht intern für Bewohnerinnen, Betreuende und Angehörige das Angebot, (geronto-)psychiatrische Konsilien einzuberufen.

■ Angehörige können sich im Rahmen eines von der Seelsorge organisierten Angehörigenforums dreimal jährlich treffen. Diese Veranstaltungen sollen Gelegenheit bieten für intensive Austauschgespräche unter den Angehörigen und können hilfreich sein, auch die Scheu gegenüber den «Offiziellen» abzulegen.

■ Festangestellte Betreuende und Freiwillige tauschen im Rahmen gemeinsamer Treffen ihre Erfahrungen aus und sprechen über Themen und Fragen, die sie beschäftigen.

■ Es finden vierteljährliche Begleittreffen für die freiwilligen Helferinnen statt.

| Strukturelle Rahmenbedingungen | ☐ Allen Betreuenden einer verstorbenen Bewohnerin werden wichtige Informationen im Todesfall mitgeteilt (z.B. Beerdigungstermin). |
| | ☐ Es bestehen im Haus die strukturellen Voraussetzungen, die es ermöglichen, dass Betreuende an der Beerdigung oder Abschiedsfeier einer verstorbenen Bewohnerin teilnehmen können. |

Rituale	
	☐ Wenn eine Bewohnerin verstirbt, wird sie für den letzten Abschied vorbereitet.
	☐ Wir erkundigen uns bei den Angehörigen, ob eine kirchliche Aussegnung im Haus/im Zimmer erfolgen soll oder ob sie andere, individuelle Rituale bzw. Formen des Abschiednehmens wünschen.
	☐ In den Therapien kann über den Tod einer Mitbewohnerin gesprochen, Erinnerungen ausgetauscht und eine Kerze angezündet werden.
	☐ Einfache symbolisch-bildliche, rituelle Handlungen werden gefördert und allenfalls neu entwickelt.
	■ In der Demenzabteilung finden Gottesdienste statt, wobei das gemeinsame Erleben und ein Raum für spirituelle Dimension mitten im Alltagsgeschehen im Zentrum stehen.
	■ Brennende Kerzen sind in feuersicheren Gefässen in den Zimmern erlaubt.
	■ Jeder Wohnbereich richtet beim Tod einer Bewohnerin einen Tisch her. In welcher Form dies geschieht (mit einer Kerze, einem Bild und/oder persönlichen Gegenständen der verstorbenen Bewohnerin), wird individuell verschieden gehandhabt.
	■ In den Wohnbereichen kann ein tagebuchähnliches Abschiedsbuchs «Buch des Lebens» mit Eintragungen zu den Verstorbenen entwickelt werden.
	■ Manchmal haben Bewohnerinnen, welche schon mehrere Todesfälle von Mitbewohnerinnen im Zimmer erlebt haben, den Eindruck, das Zimmer sei verflucht. Hier kann eine Segnung des Zimmers helfen.

☐ Es besteht die Möglichkeit individueller, nach Wunsch der Verstorbenen bzw. der Angehörigen persönlich gestalteter Abschiedsfeiern im Haus.

☐ In den Sonntagsgottesdiensten, zu denen alle herzlich eingeladen sind, wird jede verstorbene Bewohnerin abgekündigt.

☐ In den besinnlich mit Musik gestalteten Jahresabschiedsfeiern wird für alle während des Jahres verstorbenen Bewohnerinnen durch eine Vertreterin aus dem Betreuungsteam eine Kerze angezündet.

■ Die Hinterbliebenen können immer wieder Lieblingsorte der Verstorbenen aufsuchen, um mit dem oder der Verstorbenen innerlich Kontakt aufzunehmen, um an ihn oder sie zu denken und sich diesem verstorbenen Menschen nahe zu fühlen.

■ In den Wohnbereichen gibt es schlichte Abschiedsfeiern, bei denen die Gemeinschaft der Mitbewohnerinnen und Mitbewohner, der Pflegenden und andere Betreuungspersonen auf der Abteilung Abschied nimmt von der oder dem Verstorbenen.

Geborgenheits-räume

■ Wenn möglich wird im Bethesda ein Raum eingerichtet, der ein intimes Abschiednehmen ermöglicht. Der Raum wird atmosphärisch entsprechend gestaltet und religiös wie konfessionell neutral sein.

■ Der Aufbahrungsraum wird jedes Mal sorgfältig vorbereitet. Der Zugang erfolgt in Begleitung der Pflege.

5) AUSEINANDERSETZUNG UND WEITERBILDUNG

Auseinandersetzung und Weiterbildung	☐ Es besteht ein regelmässiges Angebot hausinterner Veranstaltungen sowie die Möglichkeit des Besuchs externer Schulungs-/Weiterbildungsangebote

- ■ die zu einer Auseinandersetzung mit Sterben, Tod und Trauer auf persönlicher Ebene einladen

- ☐ zu «Palliative Care» (die medizinisch-pflegerische wie menschlich-seelische Begleitung umfassend)

- ■ zu Sterbebegleitung und Begleitung im Trauerprozess

- ☐ zu Kommunikation

- ☐ zum Thema Abgrenzung

- ☐ zur Teambetreuung

- ■ zum Thema Patientenverfügungen

- ■ zu den medizinisch-ethischen Richtlinien und Empfehlungen der SAMW zur «Behandlung und Betreuung von älteren, pflegebedürftigen Menschen» und zur «Betreuung von Patientinnen und Patienten am Lebensende» sowie ethische Richtlinien des SBK

- ■ zu Autonomieanspruch und Entscheidungsfindung

- ■ zu Ethik/ethischer Entscheidungsfindung/Entscheidungsfindungsmodellen

- ■ zu Psychologie, Psychosomatik, seelischem Schmerz (Ziel: psychologische Hintergründe/Zusammenhänge etwas kennen)

- ■ zum aktuellen Forschungsstand bzgl. fachkompetenter Betreuung

- zum Umgang mit den Themen Suizidwünsche und Sterbehilfeorganisationen.

■ Es wird ein fachlich professionell moderierter Veranstaltungs- und Gesprächszyklus zu den Themen Abschied, Sterben und Tod organisiert. Dabei wird auch das Thema Suizidwünsche und Sterbehilfeorganisationen aufgenommen.

■ Es wird eine sich monatlich treffende ERFA-Gruppe zu «Palliative Pflege» organisiert.

☐ Ausgewählte Pflegekräfte werden speziell ausgebildet in «Palliative Care».

■ Die freiwilligen Helfer werden für ihre Tätigkeit geschult und weitergebildet.

  ■ Weiterbildungs- bzw. Informationsveranstaltungen für Angehörige

  ■ Umgang mit Gedächtnisverlust, Verwirrung und Orientierungsverlust

  ■ Information/Aufklärung über Morphin

  ■ Was ist «Palliative Care»? Was sind lebensverlängernde Massnahmen?

■ Informationsabend über Patientenverfügungen für Angehörige und Bewohnerinnen.

■ Anlässe für gegenseitigen Austausch zwischen Angehörigen und der Pflege.

Aufgrund praktischer Erfahrungen gab es folgende wesentliche Änderungen gegenüber diesem ursprünglichen Umsetzungskonzept:

- Eine Änderung war, dass man im Sinne einer Kontinuität und des Qualitätsmanagements bezüglich der im Haus gelebten Abschieds- und Sterbekultur eine eigentliche Verpflichtung für Mitarbeitende formulierte, sich weiterzubilden und auseinanderzusetzen mit Themen rund um Abschied, Sterben und Tod (inkl. Thema Umgang mit Suizidwünschen). Gleichzeitig wurde ergänzend zum Umsetzungskonzept explizit darauf hingewiesen und betont, dass es bezüglich Abschied, Sterben und Tod für Bewohnerinnen und Angehörige auch ein Recht auf Nichtwissen und Nichtauseinandersetzung gibt, das es zu respektieren gilt.

- Im Umsetzungskonzept war vorgesehen, dass den Unterlagen beim Eintritt neu auch die Vision der Abschieds- und Sterbekultur im Haus, ein kurzes Infoblatt zu Patientenverfügungen sowie ein Informationsblatt zu Morphin beiliegen sollten. Hier wurde beschlossen, dass die beiden erstgenannten Dokumente nicht den Eintrittsunterlagen beiliegen, sondern in einer geplanten Broschüre integriert werden sollten, in der alle Dokumente und Informationen zur Abschieds- und Sterbekultur im Haus zusammengefasst und in ansprechend gestalteter Weise allen Interessierten zugänglich gemacht werden sollte. Diese Broschüre wird künftig in den Wohnbereichen aufliegen und auf Anfrage bei der Seelsorge und der Pflegedienstleitung bezogen werden können.

- Auf das Informationsblatt zu Morphin als Beilage bei den Eintrittsdokumenten wurde bewusst verzichtet, da die Erfahrung zeigte, dass Morphin erst in der konkreten Situation zum Thema wird und interessiert. Ein informierendes, aufklärendes Gespräch mit den Angehörigen ist dann angezeigt und sehr wichtig.

- Im Zusammenhang mit der Sterbephase und dem Tod war bei der Erarbeitung des Umsetzungskonzepts die Situation im Zweierzimmer immer wieder Thema gewesen bzw. die Möglichkeit des Ausweichenkönnens in ein anderes Zimmer für die Mitbewohnerin. Hier zeigte die konkrete Erfahrung, dass das Bedürfnis, vorübergehend in ein anderes Zimmer ausweichen zu können, wenn die Mitbewohnerin im Zweibettzimmer im Sterben liegt, nur selten explizit geäussert wird. Tatsache ist aber auch, dass es in den Wohnbereichen kaum bzw. gar keine Ausweichzimmer gibt (Vollbelegung aus ökonomischen Gründen). Während es tagsüber eher möglich ist, dass sich die Mitbewohnerin ausserhalb des Sterbezimmers aufhält, ist dies nachts eher schwierig. Im Notfall wurden auch schon Bewohnerinnen von Einzelzimmern gefragt, ob sie bereit wären, eine Mitbewohnerin für eine Nacht in ihrem Zimmer aufzunehmen.

- Ebenso wie wirtschaftliche Argumente hinter der Tatsache stehen, dass eine Vollbelegung aller Zimmer Ziel und Notwendigkeit ist und deswegen in der Regel keine Ausweichzimmer für bestimmte Sterbesituationen zur Verfügung stehen, sah sich die Leitung aus wirtschaftlichen Gründen gezwungen, das Angebot im Bereich Therapien zu reduzieren. So gibt es beispielsweise keine Musiktherapie mehr. Hier steht also einmal mehr der ökonomische Druck dem Wunsch und Anliegen gegenüber, eine möglichst umfassende gute Betreuung anzubieten.

- Aus ökonomischen und räumlichen Gründen nicht realisierbar war auch der Wunsch eines Raumes für ein intimes Abschiednehmen bzw. eines Geborgenheitsraumes, in dem man sich allein oder auch für ein Gespräch zurückziehen kann.

- Nicht umgesetzt wurde die Erlaubnis, Kerzen in feuersicheren Gefässen anzuzünden, weil entsprechend sichere und geeignete Gefässe nicht gefunden wurden.

Umgang mit Suizidwünschen im Bethesda

Wie wir vorgehen, wenn jemand den Wunsch zu sterben äussert:

Respekt gegenüber dem Wunsch einer Bewohnerin zu sterben – das heisst für uns konkret:

A) Wenn ein Sterbewunsch explizit oder implizit geäussert wird:

1. nehmen wir diese Äusserung ernst und thematisieren sie im Rahmen des Teamrapports. Ein Sterbewunsch kann auch einfach Ausdruck einer Lebensmüdigkeit sein, die aber nichts mit einem Suizidwunsch im eigentlichen Sinn zu tun hat. Die Äusserung gilt es aber in jedem Fall ernst zu nehmen und zu respektieren;

2. klären wir ab, ob es dafür psychische (z. B. Depression), physische (z. B. Schmerzen), spirituelle und/oder soziale (z. B. Gefühl eine Last zu sein für die Angehörigen) Gründe gibt, wenn nötig umfassende Abklärungen;

3. schöpfen wir alle betreuerischen Mittel aus (auch Gespräche, Seelsorge).

4. Wenn die Äusserung eines Suizidwunsches als dringlich / akut / alarmierend / sehr konkret / bedrohlich erlebt wird, muss zwingend eine interdiziplinäre Gesprächsrunde einberufen werden.

4.1 Eingeladen dazu sind alle Betreuenden, die zur Bewohnerin eine Du-Beziehung haben.

4.2 Zeitrahmen: ca. 40 bis 60 Minuten.

4.3 Die Gesprächsrunde wird von einer nicht in die Betreuung dieses Patienten involvierten Person moderiert (durch entsprechend geschulte Personen) nach den sieben Schritten ethischer Entscheidungsfindung «7 Schritte Dialog» von Dialog Ethik.

4.4 Inhaltliches Vorgehen und Ziel:
4.4.1 Besprechen der Situation
4.4.2 Festlegen des weiteren Vorgehens
(z. B.: Möchte man einen Psychiater beiziehen? Möchte man ihn über die Möglichkeit informieren, auf lebenserhaltende Massnahmen [Nahrung und Flüssigkeit, Therapie] zu

verzichten? → wenn ja, auch besprechen, wer die Bewohnerin wann wie darüber informiert)

– Von jeder Gesprächsrunde wird ein Kurzprotokoll verfasst.

– Bei erneut akut/sehr konkret/bedrohlich erscheinendem Suizidwunsch: Neue Gesprächsrunde einberufen, abklären, ob in der Betreuung alle Möglichkeiten ausgeschöpft wurden/alles abgeklärt wurde.

– *Einbezug/Rolle der akkreditierten Haus- und Fachärzte:* Die Ärzte werden zu diesen interdisziplinären Gesprächrunden eingeladen. Die Gesprächrunden werden aber auch ohne Teilnahme der Ärzte durchgeführt. Die Ärzte werden dann über die Beschlüsse informiert.

B) Informieren, was im Rahmen des Hauses möglich ist:

Wenn alle Abklärungen gemacht, alle Möglichkeiten ausgeschöpft wurden und der Suizidwunsch weiterhin bestehen bleibt, besteht die Informations*pflicht:*

• Information darüber, dass **im Haus keine Suizidbeihilfe** geleistet wird und keine Unterstützung angeboten wird für Suizidbeihilfe durch eine Organisation (siehe dazu unten). Die Aktivitäten liegen ganz in der autonomen Verantwortung der Bewohnerin. Im Ausnahmefall wird eine Bewohnerin, wenn sie selbst aus physischen Gründen nicht mehr dazu in der Lage ist, in der Beschaffung der notwendigen Informationen und Unterlagen durch eine zu bestimmende Person unterstützt.

• Information darüber, dass im Haus die **Möglichkeit des Verzichts auf lebenserhaltende Massnahmen** besteht, **d. h. der Verzicht bzw. Abbruch einer Therapie und der Verzicht auf Nahrung und Flüssigkeit.** Wichtig: Information, dass dies nicht heisst, dass gar nichts mehr gemacht wird, sondern eine Betreuung im palliativen Rahmen selbstverständlich ist (z. B. Schmerzmittel).

Zusatz: Verarbeitung

Der Prozess, welcher der Entscheidung einer Bewohnerin, durch den Verzicht auf lebenserhaltende Massnahmen aus dem Leben zu scheiden, vorangeht, ist nicht einfach. Ebenso anspruchsvoll ist die Begleitung dieses Menschen, wenn er seine Entscheidung umsetzt und freiwillig aus dem Leben scheidet.

Um diese Erfahrung verarbeiten zu können, sind Gespräche im Team wichtig. Ebenso stehen die Pflegedienstleitung und die Seelsorge für Gespräche zur Verfügung. Weiter besteht auch die Möglichkeit, eine Supervision in Anspruch zu nehmen.

Zu Punkt 4 (Einberufen einer interdisziplinären Gesprächsrunde):

In der Diskussion zeigte sich, dass das bereits bestehende Gefäss des interdisziplinären Rapports im Falle eines als dringlich / akut / alarmierend / sehr konkret / bedrohlich erlebten Suizidwunsches nicht ausreichte. Es wurde deshalb beschlossen, neu das Gefäss einer interdisziplinären Gesprächsrunde zu schaffen, die in diesem Fall zwingend einberufen werden muss. Das Gespräch wird dabei nach den sieben Schritten ethischer Entscheidungsfindung (Dialog Ethik) von einer nicht in die Betreuung dieses Patienten involvierten Person moderiert. Dazu eingeladen sind alle Betreuenden, die eine Du-Beziehung haben zur Bewohnerin.

Die Vorteile dieses neuen Instruments sind, dass

- dadurch die in einer solchen Situation wichtige Perspektivenvarianz und die Wahrnehmungen der verschiedenen in die Betreuung involvierten Personen mit einfliessen können;

- die Ausgewogenheit der Voten in der Gesprächsrunde durch die Moderation gewährleistet wird, welche selbst nicht in diesem Fall involviert ist;

- die klare Struktur und das von jeder Gesprächsrunde verfasste Protokoll grösstmögliche Transparenz ermöglicht;

- der durch das Gespräch erreichte Konsens und gleiche Informationsstand aller Beteiligten die Kommunikation mit der Bewohnerin und den Angehörigen erleichtert;

- das weitere Vorgehen und die Zuständigkeiten zusammen besprochen und aufeinander abgestimmt werden können;

- letztlich durch solch institutionalisierte Gesprächsrunden Ressourcen gespart werden können.

Da die Durchführung dieser interdisziplinären Gesprächsrunden entsprechend geschulte Moderatorinnen und Moderatoren voraussetzte, wurden bereits bei der Verabschiedung des neuen Vorgehens auch die Termine für die Schulung der Moderatorinnen durch Dialog Ethik festgelegt. Weiter beschloss man, dass zukünftig regelmässig Intervisionsrunden stattfinden sollten, in deren Rahmen die stattgefundenen interdisziplinären Gesprächrunden nachbesprochen werden sollten und das Vorgehen bei Bedarf allenfalls auch optimiert bzw. den Bedürfnissen angepasst werden konnte.

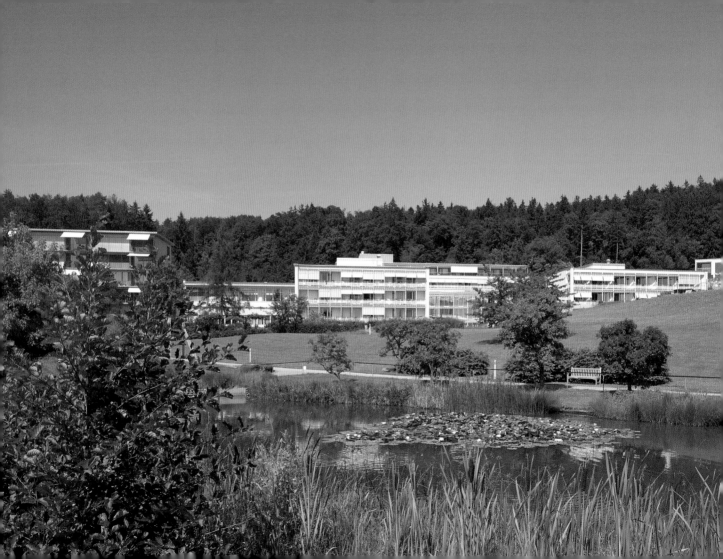

Position des Bethesda zur Suizidbeihilfe

Das Bethesda hat den Auftrag, Menschen, die auf stationäre Pflege angewiesen sind, in ihrem Leben und Sterben im Heim pflegerisch und medizinisch wie auch psychosozial und seelsorgerlich im Sinne einer fachkompetenten, ganzheitlichen Betreuung bestmöglich zu begleiten.

Die Suizidbeihilfe, d.h. das Zur-Verfügung-Stellen von Medikamenten oder anderen Mitteln, deren Anwendung unwiderrufbar den sofortigen Tod eines Menschen herbeiführt, unterstützt das Bethesda aus grundsätzlichen Erwägungen nicht. In Übereinstimmung mit allen grossen Weltreligionen und auch aus sozialethischen Erwägungen einer gesellschaftlichen Schutzverpflichtung gegenüber abhängigen und hilfebedürftigen Menschen lehnen wir die Suizidbeihilfe ab. Diese Haltung basiert auf der Sorge, dass im Kontext einer derzeit stark ökonomisierten Gesellschaft mit ihrem einseitig dominanten Menschenbild der Starken pflegebedürftige Menschen unter Druck geraten könnten, Suizid begehen zu «müssen». Mit seinem Verbot der Suizidbeihilfe in ihren Räumen wendet sich das Bethesda gegen diese gesellschaftlichen Tendenzen und möchte damit ein Zeichen der Solidarität für vulnerable Menschengruppen setzen, für die sich das Bethesda besonders verantwortlich fühlt und engagiert.

Wir respektieren und begleiten hingegen den Entscheid eines Menschen, bewusst auf lebenserhaltende Massnahmen verzichten zu wollen. Das heisst zum Beispiel, dass auf bestimmte Medikamente, einen Spitaleintritt oder auch auf Nahrung und Flüssigkeit verzichtet werden kann. Da dieser bewusste Verzicht auf Lebenserhaltung erfahrungsgemäss von einer Bewohnerin während einer gewissen Zeit widerrufen werden kann, lässt dieses Vorgehen Raum für die Ambivalenz, welche viele Sterbewillige zum Ausdruck bringen: Sie wollen zugleich leben und sterben. So haben sie genügend Zeit, um über ihren Sterbewunsch eindeutige Klarheit gewinnen zu können. Für den Fall eines Widerrufs werden Zeichen verabredet, welche erkennen lassen, dass ein Mensch weiterleben will.

Die palliative Pflege und Therapie – insbesondere eine allfällig notwendige Schmerzbehandlung – wird in vorhergehender Absprache zwischen dem Behandlungsteam und der Bewohnerin beziehungsweise den Angehörigen auch in dieser Zeit mit aller Sorgfalt geleistet.

Der Schutz der Würde von leidenden und kranken Menschen bis ans Ende des Lebens ist die unveräusserliche ethische Grundlage des Diakonats Bethesda. Dazu gehört, dass Menschen Anspruch darauf haben, dass ihre Grundbedürfnisse auf Behandlung, Pflege und menschliche Zuwendung gestillt werden.

Umgang des Bethesda mit dem Versterben einer Mitbewohnerin

Was uns wichtig ist, wenn eine Bewohnerin verstirbt

- Ein Todesfall ist ein besonderes Ereignis. Wir gehen die Situation mit **Ruhe** an und geben der **Stille** im Weiterarbeiten Raum – im Bewusstsein, dass etwas geschehen ist, das den «normalen» Alltag durchbricht, und auch als Zeichen des **Respekts** gegenüber Angehörigen und Mitbewohnerinnen.

- Wir lassen den Angehörigen **Zeit** für ein würdiges Abschiednehmen.

- Wir zünden eine **Kerze** an für den verstorbenen Menschen als sichtbares Zeichen, dass jemand gestorben ist, und als Symbol der Hoffnung und des Lichts in der Trauer.

- Wir informieren Mitarbeitende und Mitbewohnerinnen, welche zur verstorbenen Bewohnerin einen näheren Bezug hatten, und laden sie ein, im Zimmer **Abschied zu nehmen** (immer mit Rücksicht auf die Angehörigen).

- Wir können uns als Team die Zeit nehmen, bei einem Kaffee oder einem Stück Kuchen zusammenzusitzen und erzählend **Erinnerungen** an die verstorbene Bewohnerin auszutauschen.

- Wir bemühen uns, die **Wünsche** der Verstorbenen und ihrer Angehörigen zu erfüllen.

- Wir bieten den Angehörigen die Möglichkeit, eine individuelle, nach Wunsch der Verstorbenen bzw. der Angehörigen persönlich gestaltete **Abschiedsfeier im Haus** zu halten.

- Wir ermöglichen den einer verstorbenen Bewohnerin nahe stehenden Mitarbeitenden, an der **Beerdigung** teilzunehmen.

- Wir legen in jedem Wohnbereich ein Foto der verstorbenen Bewohnerin in einem **Erinnerungsbuch** ab und schreiben Namen, Aufenthaltszeit im Bethesda, Alter und Todestag dazu.

- Angehörige, Mitbewohnerinnen und Mitarbeitende sind herzlich eingeladen, der während der Woche verstorbenen Bewohnerinnen in den **Sonntagsgot-**

tesdiensten zu gedenken und sich ihrer zu erinnern in der einmal jährlich besinnlich gestalteten **Gedenkfeier.**

- Abschiednehmen, Loslassen und Trauer brauchen Zeit und Raum. Jede und jeder sei ermutigt und ermuntert, sich auch einmal einen Moment aus dem Alltag herauszunehmen, um der Trauer und dem Abschiednehmen Raum zu geben – sei es durch das Aufsuchen des Kirchenraums, ein paar Schritte zum Waldrand oder einen inneren Dialog mit dem verstorbenen Menschen – jede und jeder auf seine Weise.

Literatur

Arbeitsgruppe «Sterbebegleitung in Heimen» Nürnberg (2003): Sterbebegleitung in Pflegeheimen. Bayreuth: Bayerische Stiftung Hospiz.

Ariès, Philippe (1982): Geschichte des Todes. 11. Aufl. 2005. München: dtv Verlag.

Arn, Christof; Baumann-Hölzle, Ruth (Hg.) (2009): Ethiktransfer in Organisationen. Handbuch Ethik im Gesundheitswesen Band 3. Basel: Schwabe AG und EMH Schweizerische Ärzteverlag AG.

Arn, Christof; Weidmann-Hügle, Tatjana (Hg.) (2009): Ethikwissen für Fachpersonen. Handbuch Ethik im Gesundheitswesen Band 2. Basel: Schwabe AG und EMH Schweizerische Ärzteverlag AG.

Baumann-Hölzle, Ruth et al. (2005): Hilfe beim Sterben – nicht Hilfe zum Sterben! Positionspapier zum Thema Sterbehilfe. Zürich: Dialog Ethik. Zugänglich unter www.dialog-ethik.ch

Baumann-Hölzle, Ruth; Müri, Corinna (2005): Kurzgutachten zu den ethischen Richtlinien für die Altersheime der Stadt Zürich. Zürich: Dialog Ethik.

Beauchamp, Tom L.; Childress, James F. (1979/2001): Principles of Biomedical Ethics, 5th edition. New York: Oxford University Press, Inc.

Boudewijn, C., Christian, W. (2010): Ausweg am Lebensende. Selbstbestimmtes Sterben durch freiwilligen Verzicht auf Essen und Trinken. Mit einem Geleitwort von Dieter Birnbacher. München/Basel: Ernst Reinhardt Verlag.

Diekmann, Andreas (1995/2006): Empirische Sozialforschung. 15. Aufl. Hamburg: Rowohlt Taschenbuch Verlag.

Elias, Norbert (1982/2002): Über die Einsamkeit des Sterbenden in unseren Tagen. Gesammelte Schriften Band 6. Neuauflage. Frankfurt am Main: Suhrkamp Verlag.

Geisler, Linus S. (2004): Patientenautonomie – eine kritische Begriffsbestimmung. In: Deutsche Medizinische Wochenschrift 09/2004. Stuttgart: Georg Thieme Verlag KG.

Heller, Andreas; Heimerl, Katharina; Husebö, Stein (Hrsg.) (1999/2000): Wenn nichts mehr zu machen ist, ist noch viel zu tun. 2. Aufl. Freiburg i.Br.: Lambertus-Verlag.

Heller, Andreas; Heimerl, Katharina; Metz, Christian (Hrsg.) (1994/2000): Kultur des Sterbens. 2. Aufl. Freiburg i.Br.: Lambertus-Verlag.

Hobbs, Peter (2000): Professionelles Projektmanagement. Landsberg am Lech: mvg-Verlag.

Höffe, Otfried (1977(2002): Lexikon der Ethik, 6. Aufl. München: Verlag C. H. Beck.

Höpflinger, François (2009): Einblicke und Ausblicke zum Wohnen im Alter. Zürich: Seismo-Verlag.

Kittelberger, Frank (2002): Leben bis zuletzt im Alten- und Pflegeheim. Bayreuth: Bayerische Stiftung Hospiz.

Knellwolf, Ulrich; Rüegger, Heinz (2004): In Leiden und Sterben begleiten. Zürich: TVZ Theologischer Verlag.

Korff, Wilhelm; Beck, Lutwin; Mikat, Paul (Hrsg.) (2000): Lexikon der Bioethik. Gütersloh: Gütersloher Verlagshaus.

Maio, Giovanni (2009): Medizin – Reichweite und Grenzen der Prinzipienethik. In: Arn, Christof; Weidmann-Hügle, Tatjana (Hrsg.): Ethikwissen für Fachpersonen. Basel: Schwabe AG und EMH Schweizerische Ärzteverlag AG. S. 33-50.

Marckmann, Georg (2000): Was ist eigentlich prinzipienorientierte Medizinethik?. In: Ethik in der Medizin 74, ÄBW 12/2000. Heidelberg: Springer Medizin Verlag.

Meier-Allmendinger, Diana; Baumann-Hölzle, Ruth (Hg.) (2009): Der selbstbestimmte Patient. Handbuch Ethik im Gesundheitswesen, Band 1. Basel: Schwabe AG und EMH Schweizerische Ärzteverlag AG.

Nationale Ethikkommission im Bereich Humanmedizin NEK-CNE (2005): Beihilfe zum Suizid. Stellungnahme Nr. 9/2005, Bern: Bundesamt für Gesundheit. Zugänglich unter www.nek-cne.ch

Nationale Ethikkommission im Bereich Humanmedizin NEK-CNE (2006): Sorgfaltskriterien im Umgang mit Suizidbeihilfe. Stellungnahme Nr. 13/2006, Bern: Bundesamt für Gesundheit. Zugänglich unter www.nek-cne.ch

Orth, Christel; Alsheimer, Martin; Koppitz, Andrea; Isfort, Maria (2002): Implementierung der Hospizidee im St. Josefs-Heim, Münsche-Haidhausen. Bayreuth: Bayerische Stiftung Hospiz.

Porchet-Munro, Susan; Stolba, Verena; Waldmann, Eva (2005): Den letzten Mantel mache ich selbst – Über Möglichkeiten und Grenzen von Palliative Care. Basel: Schwabe AG.

Ritzenthaler-Spielmann, Daniela (2009): Die Patientenverfügung als Kommunikations- und Entscheidungsinstrument. In: Therapeutische Umschau, 66, 8, 585-589.

Ritzenthaler-Spielmann, Daniela; Stuber, Peter; Frick, Sonia (2009): Patientenverfügung – Ein Instrument zur Entscheidungsfindung und zum Gespräch mit Bezugspersonen. In: Meier-Allmendinger, Diana; Baumann-Hölzle, Ruth (Hrsg.): Der selbstbestimmte Patient. Basel: Schwabe AG und EMH Schweizerische Ärzteverlag AG. S. 43-68.

Schein, Edgar H. (1985/2004): Organizational Culture and Leadership. 3rd edition. San Francisco: John Wiley & Sons, Inc.

Schweizerische Akademie für Medizinische Wissenschaften (2004): Betreuung von Patientinnen und Patienten am Lebensende. Medizinisch-ethische Richtlinien und Empfehlungen. Zugänglich unter www.samw.ch.

Schweizerische Akademie für Medizinische Wissenschaften (2005): Recht der Patientinnen und Patienten auf Selbstbestimmung. Medizinisch-ethische Richtlinien und Empfehlungen. Zugänglich unter www.samw.ch.

Schweizerische Akademie für Medizinische Wissenschaften (2006): Palliative Care. Medizinisch-ethische Richtlinien und Empfehlungen. Zugänglich unter www.samw.ch.

Schweizerische Akademie für Medizinische Wissenschaften (2009): Patientenverfügungen. Medizinisch-ethische Richtlinien und Empfehlungen. Zugänglich unter www.samw.ch.

Steiger, Thomas; Lippmann, Eric (Hg.) (1999/2003): Handbuch Angewandte Psychologie für Führungskräfte, Bd. 1 und 2. 2. Aufl. 2003. Berlin: Springer Verlag.

Wilkening, Karin; Kunz, Roland (2003): Sterben im Pflegeheim. Göttingen: Vandenhoeck & Ruprecht.

Wils, Jean-Pierre (1999): Anmerkungen zur Geschichte des Sterbens. In: Holderegger, Adrian (Hrsg): Das medizinisch assistierte Sterben. Freiburg i.Ue.: Universitätsverlag.

Wils, Jean-Pierre (2009): Ethik – Über Werte nachdenken. In: Arn, Christof; Weidmann-Hügle, Tatjana (Hrsg.) (2009): Ethikwissen für Fachpersonen. Basel: Schwabe AG und EMH Schweizerische Ärzteverlag AG. S. 21-32.

Internetquellen

Bundesgerichtsurteil 127 I 6 vom 22. März 2006. Online im
Internet: www.bger.ch/index/juridiction/jurisdiction-inhe-
rit-template/jurisdiction-recht.htm (unter « BGE ab 1954
(Leitentscheide)») [Stand 3.8.2009]

Bundesverfassung der Schweizerischen Eidgenossenschaft vom
18. April 1999 (Stand am 30. November 2008). Online im
Internet: www.admin.ch/ch/d/sr/101/index.html [Stand
30.7.2009]

Schweizerisches Zivilgesetzbuch, dritte Abteilung: der Erwachsenenschutz, vom 28. Juni 2006. Online im Internet: www.
admin.ch/ch/d/ff/2009/141.pdf [Stand 3.8.2009]

Grundgesetz für die Bundesrepublik Deutschland, vom 23.
Mai 1949 (BGBl. S. 1), zuletzt geändert durch Artikel 1 des
Gesetzes vom 19. März 2009 (BGBl. I S. 606). Online im
Internet: www.bundestag.de/parlament/funktion/gesetze/
Grundgesetz/index.html [Stand 30.7.2009]

Patientinnen und Patientengesetz des Kantons Zürich, vom 5.
April 2004. Online im Internet: www.zhlex.zh.ch/internet/
zhlex/de/loseblattsammlung0/aktuelle_fassung.html (unter
«Band 13 (810 - 857) Gesundheit - Arbeit - Sozialversiche-
rung – Fürsorge»: Ordnungsnr 813.13) [Stand 3.8.2009]

Statuten Exit (Deutsche Schweiz) Vereinigung für humanes
Sterben vom 9. Mai 2009. Online im Internet: www.exit.ch/
wDeutschold / (unter «Organisation»: «Statuten»)

Filmmaterial

Pletscher, Marianne (2003): «Besser sterben», DOK-Film SF
DRS.